水分の摂りすぎが病気をつくる

日本人が知らない「水毒」の恐怖!

医学博士
石原結實

ビジネス社

はじめに

「毎日、2リットル水を飲みましょう」と、2004（平成16）～2009（平成16）年頃、『午後は◯◯おもいッきりテレビ』、後続の『おもいッきりイイ‼テレビ』で司会だったみのもんた氏が呼びかけた通りに毎日実践した女性Aさん（87歳）が「うっ血性心不全」を患ったとして、みの氏を2015（平成27）年1月に提訴。損害賠償額は6750万円だという。

私も1995（平成7）年から、2008（平成20）年までの13年間、毎月1回程度、この番組に出演させてもらっていた。たくさんの医師が日替わりで、出演されていたが、ほとんどの医師が「血液をサラサラにするために、水をたくさん飲みましょう……」という主張をされていた。

私は合計100回以上、『おもいッきりテレビ』に出演させてもらったが、1回も「水をたくさん飲みましょう……」ということは、言わなかった。漢方医学でいう「水毒」の恐さを知っていたからだ。

血液をサラサラにするために「水分をこまめに摂るように」「1日2リットル以上の水分を摂るように」……などという指導がなされ始めてから、かれこれ25年くらいになるだろうか。

現在、日本人の死因の2位の心筋梗塞《こうそく》や4位の脳梗塞などの血栓症がちょうど25年前頃から増加しだしたため「ドロドロ血液をサラサラにするために、水分をなるべく摂るように」との医学的指導が始まったようだ。しかし、心筋梗塞や脳梗塞は、この25年間の間に、減少するどころか、増え続けている。

よって、水分の補給が、こうした血栓症の予防になっていないばかりか、水分の過剰摂取は実はむくみ、水太り、頻脈、不整脈、(突発性)難聴、下痢、肩こり、頭痛、めまい、耳なり……などの身体的症状の他にも、不安、不眠等の精神的不調ももたらす。こうした症状は、漢方医学では2000年も前から「水毒」つまり水分過剰による症状とされ、水分の摂取が戒められてきた。

宇宙の原則、小宇宙にたとえられる人体の健常性は、「出す」ことを先にすることで保たれている。

生命にとってもっとも大切な空気(酸素)も吸い込みすぎると、痙攣《けいれん》、失神をも起こさせる「過呼吸症候群」が発症する。よって息は「吐（呼）いてから吸うべし」ということで「呼吸」というのである。

水分も、労働や運動、入浴……などで発汗、利尿が促された後に飲むと「旨《うま》い」と感じる。「旨い」ということは体が欲しているからである。

しかし、「旨い」と感じるどころか、飲みたくもない水分を「血液をサラサラにする」という大義のもとに摂ると、先に示したような症状の他に、痙攣や昏睡《こんすい》を起こして死に至ることもあることを、「水中毒」（water intoxication）として西洋医学でも警告を発している。

『南山堂医学大辞典』（第18版）によると――

水中毒「体内の水が他の溶質、とりわけナトリウムに比して著しく増加した病態である。……強度の低ナトリウム血症を認め、また皮膚は湿潤、血圧は上昇……神経、筋の異常を認め、筋の痙縮《けいしゅく》、傾眠または昏睡、全身痙攣などの症状が出現する。治療としては、水分投与の制限、高張食塩水投与。フロセミド（利尿剤＝著者・注）などとの併用が行われる。非可逆的中枢神経障害を残すことがある」

本書では、現代人の不調の多くの原因である「水分の摂りすぎ」について検証していく。

「水毒」の危険性を多くの読者に知っていただき、本来の元気な健康体をとりもどす一助となれば、著者としても幸いである。

石原結實

本書は２０１６年６月に小社より刊行した『水の飲みすぎが病気をつくる』を改題、修正加筆を加えた新装版です。

contents

Part 2

水が引き起こす病気・症状メカニズムを知れば必ず解消する

Part 3

体内の「水毒」を追い出す飲み方、食べ方、暮らし方

Part 4

実証!! 余分な水をためない体になったら長年の不調が改善した

Part 1

水分の摂りすぎは万病のもと
本当は恐ろしい水と体の関係

体内の水分の出入りについて

体内に入ってくる水分は、毎日平均的にいって、口から水分（水、お茶、ジュース……）として摂り入れられる量が約１５００cc、固形の食物中に含まれる水分が約８００cc、食物中の糖や脂肪、タンパク質が体内の細胞で利用（酸化）された後にできる代謝水（酸化水）が約３００ccで、合計約２６００ccである。

体外に排泄される水分は、尿から約１５００cc、皮膚からの蒸発（不感蒸泄《ふかんじょうせい》）で約６００cc、呼気（吐く息）から約４００cc、大便として約１００ccで、計２６００ccである。

胃腸から水分や食物として摂り入れられた水分は、血液中に入っていく。人体を構成する60兆個の細胞の中で糖や脂肪が利用された後に作られた代謝水も、結局は血液内に吸収される。

血液中の水分や種々の栄養素は、大きな血管から毛細血管へと運ばれ、毛細血管の壁を形造っている細胞と細胞の間をすり抜けて、血管外の細胞外液に移動し、そこから細胞内に取り込まれる。細胞内で行われる種々の化学反応（代謝）に使われた、古くなった水分

1日にこれだけの「水分」が出入りしている

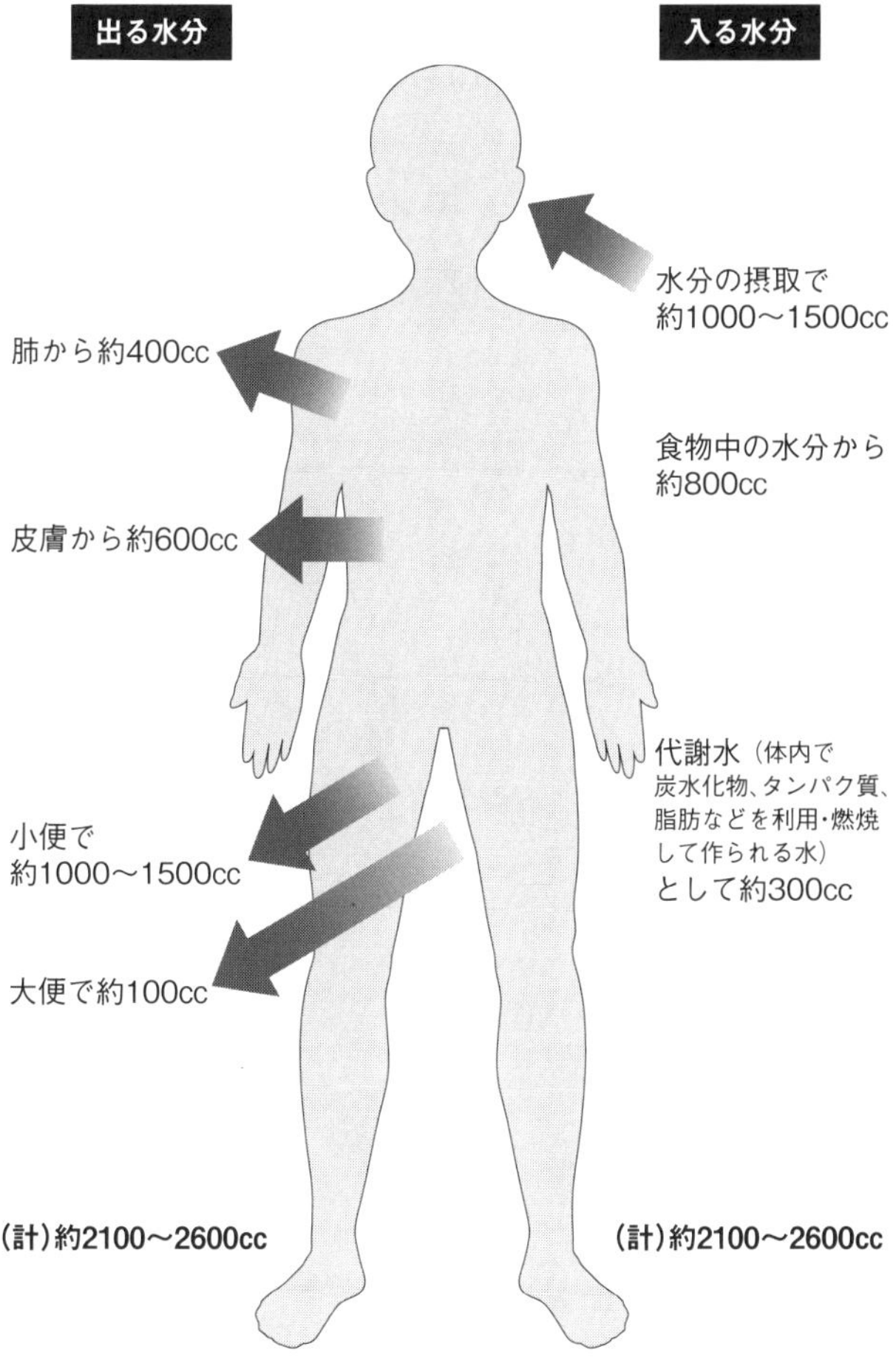

この「出入り」のバランスが崩れると「水毒」が始まる

と老廃物は、細胞外の間質（細胞外液）へ出され、毛細血管の壁を形造る細胞間をすり抜けて血管へ入り、腎臓や肺に運ばれて尿や呼気として排泄される。

人体60兆の細胞は、細胞外液に浸っている

体重の約60％は水分で、残りは、約18％がタンパク質、約15％が脂肪、約7％が塩類（ナトリウム、カリウム、カルシウム、塩素……等々）である。

「水分」といっても「0・9％の食塩水」と同等の塩水である。現在の海水より、塩類濃度は低いが、塩類の種類と組成の割合は、酷似している。これは、原始生命が誕生したとされる太古の原始海洋の海水成分とほぼ同じである。

人体の水分の3分の2（体重の40％）は、60兆個の細胞内に、残りの3分の1（体重の20％）は、細胞外液に存在している。

細胞外液は「血液中の水分」（血漿《けっしょう》）〈体重の5％〉と「間質系」、つまり血漿以外の細胞と細胞の間に存在し、直接、体細胞の環境を成している部分（体重の15％）より成っている。

「細胞にしっかり入る水分」を摂ればいい

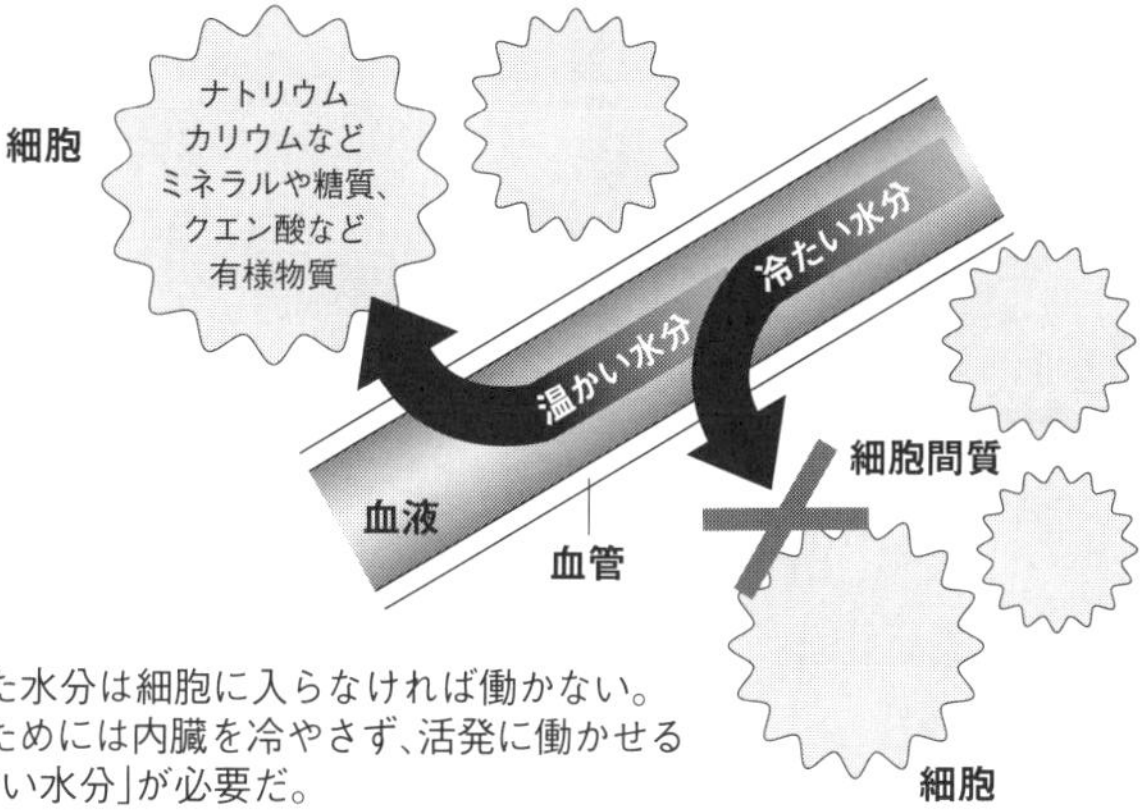

摂った水分は細胞に入らなければ働かない。
そのためには内臓を冷やさず、活発に働かせる
「温かい水分」が必要だ。

水分は細胞内に入っていかないと意味がない

「若々しくて美しい」さまを「みずみずしい」と表現する。「水もしたたるいい男」などという言葉もある。よって「水」は「若さ」と「美しさ」の代名詞的に用いられている。

古代ギリシャの哲学者、アリストテレスが「老化とは乾燥への過程である」と喝破している。植物も枯れると、水分が失われ乾燥することを考えると、言い得て妙の言葉である。

だからといって、水分をたくさん摂れば若々しさを保てる、と短絡的に考えてはいけない。

口から摂り入れられ、胃腸から血液に吸収された水分は、大血管→小血管→毛細血管の順に末梢部に送られる。毛細血管の壁を形成してい

る細胞と細胞の間をすり抜けて、種々の臓器、器官を形成している細胞と細胞の間（細胞間質）に入っていき、そこから、細胞に吸収されていく。

若い人の細胞の中の水分（細胞内液）は多く、年をとってくると、細胞が水分を吸収する能力が落ちるので、水分不足＝老化が始まる。

よって、皮膚をはじめ、種々の内臓を構成している細胞内に水分を送り込むには、血流をよくしてあげる必要がある。

そのためには、運動、入浴、マッサージが有効だ。運動や入浴後の皮膚は柔らかく、輝いていることからも、納得できる。

なお、細胞内に水分を送り込み、保持させて若々しさを保つ成分として「ムチン」が有名だ。納豆、オクラ、山芋、里芋、ウナギ、海藻……など、「ヌルヌル・ネバネバ」食物に多く含まれている。

「水毒」とは、細胞内液には、十分に水分が存在していないのに、細胞間質（むくみ等の原因）、血液内（高血圧の原因になる）、胃袋（吐気の原因になる）、腸管の中（下痢の原因になる）、涙嚢《るいのう》（涙が多い原因になる）、副鼻腔《ふくびこう》（鼻水、くしゃみの原因になる）、肺胞（うすい水様たん＝喘息の原因になる）……などの細胞外液に水分が過剰に存在している状態である。

よって、人体を構成する60兆個の細胞からは「水分をもっとくれ」という信号が発せられ口渇（のどの渇き）が生じ、水分を多く摂りたくなる。

摂っても、十分な運動や入浴で体を温め、血液を十全に循環させないと細胞内液には、水分が十分に吸収されず、細胞外液に残り水毒が悪化する、ということになる。

体内（細胞外液）には水分が余っているのに、「のどが渇く」という人が多いのは、今述べたメカニズムで起こる。

こんな時に著効を呈するのが、漢方の五苓散《ごれいさん》である。

5つの生薬から成っており、そのうち4つ——

朮《じゅつ》（オケラ＝キク科の根茎）……利尿作用
茯苓《ぶくりょう》（マツホド＝サルノコシカケ科の菌核）……強心、利尿作用
猪苓《ちょれい》（チョレイマイタケの菌核）……利尿、止渇作用
沢瀉《たくしゃ》（サジオモダカの塊茎）……利尿、止渇作用

が「利尿作用」を有しており、また細胞外液を細胞内に送り込む作用がある。

よって五苓散は「のどが渇いて尿量が少ない人の吐気、嘔吐、むくみ、腹痛、頭痛、下痢」に効くのである。

漢方医学の「水毒」について

日本人の死因の2位の心筋梗塞（死亡数、年間約20万人）と4位の脳梗塞（死亡数、年間約11万人）が血栓症であるため「血液をサラサラにして血栓症を防ぐ」ためとして「毎日、できるだけ多くの水分を摂る」「こまめに水分補給をする」ようにと、西洋医学は指導している。

雨も降りすぎると洪水が起こるし、植木に水をかけすぎると根腐れを起こす。我々の体外の大気中に湿気（水分）が多いと不快指数が上がる。体外に水分が多くても、不快指数が上がるのだから、飲みたくもない水分を、体内に無理やりに摂り込むと、不快なだけでなく、種々の不調が起こってくるのは、当然である。

体内に摂り入れられた水分が過不足なく、尿や汗などで排泄されるなら問題ないが、体内（の細胞外液として）にたまると、種々の不調や病気を惹起する。

この状態を漢方医学では、２０００年も前から「水毒」として警告を発してきた。

生命にとって、空気の次に大切な「水」も摂りすぎると「毒」になるのである。「はじめに」に書いたが、西洋医学でも「水中毒」（water intoxication,toxin＝毒）という表現をしている。

体内の水分過剰（水毒）を見分ける方法

人体のあらゆる臓器は36・5℃以上の体熱で快適に機能する。

よって体内に体を冷やす余分な「水分」が存在すると、体外へ排出して、体を温めようとする。

よって「水毒」がある人は、

(1)くしゃみ、鼻水がよく出る。唾液が多い。

(2)下痢（水様便）がよくある（ただし腸の中の水分で腸が冷えすぎて動きが悪くなり、便秘になることもある）。

(3)頻尿（1日7〜8回の排尿が正常。それ以上は頻尿）。

(4)乏尿（1日3〜5回の排尿しかない人は冷却水を体内にため込んでいることになる）。

(5)寝汗をかく。運動、入浴以外でもすぐ汗をかく（汗っかき）。

などの症状を呈する。
(6)瞼や下肢のむくみ……「むくみ」は水分の貯溜そのもの。
(7)二重あご、下腹ぽっこり、下半身デブ、大根足……水分は重力により下方に移動、貯溜する。
(8)舌がボテッとしている（舌の〝むくみ〟を表す）。
舌の辺縁がギザギザしている……舌がむくんで大きいため舌が歯を内側から圧迫して歯型がつく。

などは外観から、水分が多いと推測される。
(9)振水音……動くと胃のところでポチャポチャと音がする。
仰向けになり、右手の示指（人差し指）、中指、薬指、小指の先で心窩部《しんか》（みぞおち）を叩くとポチャポチャと音がする。
(10)おなか（腹）が冷たい。
胃や腸に水分が多くたまっていると冷却水となって、お腹を冷やす。
なお色白の人は、若い時は細身でも中年以降、「水太り」になる人が多い。

石原式「冷」「水」「痛」の三角関係図

「雨にぬれると体が冷える」「風呂上がりにタオルでしっかり体を拭かないと体が冷える」「水泳をした後、ぬれた水着を着けていると、体が冷える」……などから、ご経験の通り、水は体を冷やす。

人体そのもの、また、人体を構成しているすべての臓器は、血液が運んでくる数々の栄養素で熱を作って、活動している。

よって、体内に過剰に入ってきた水分で体が冷えると、その余分な水分を、体外へ排泄して体の冷えを取り除こうとする。

冷えて血行が悪くなると、冷えた部分（臓器、器官）の細胞からは、血管を拡張して血行をよくするプロスタグランディンやブラジキニンなどの物質を産生する。こうした血管を拡張する物質は「痛み」を起こさせる物質でもある。

「冷」「水」「痛」の関係をもう少し具体的に見てみよう。

「寝冷え」すると「下痢（水様便）」をする（「冷」→「水」）、「冷えて」風邪を引くと、

「水分」が冷えと痛みをつくっている！

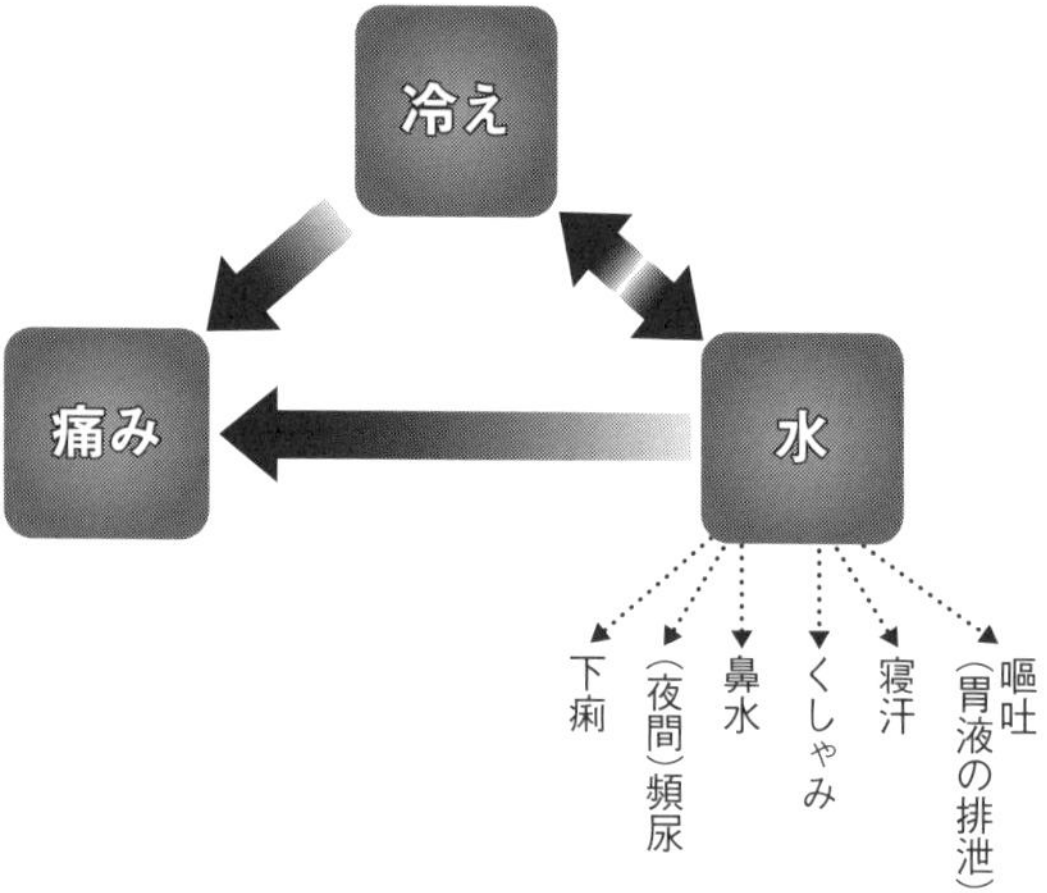

くしゃみ、鼻水、水様痰」が出る（「冷」→「水」）のは、体内の余分な水分を捨てて体を温めようとする反応である。

偏頭痛もちの人がよく嘔吐するのも、胃液という水分を捨て、体を温めようとしている様子だ。

冷房に入ると、頭痛や腰痛が起こる（「冷」→「痛」）こともあるし、雨が降る日は、リウマチによる四肢の関節痛が悪化したり、神経痛が発症したりする（「水」→「痛」）人もいらっしゃる。

このように「冷」「水」「痛」は、お互いに関連している。小生が考案した相互関係なので、勝手に「石原式〝冷・水・痛〟」の三角関係図と呼ばせてもらっている。

Part 2

水が引き起こす病気・症状 メカニズムを知れば必ず解消する

肥満（水太り）

体重と水分

腹部に脂肪が多く、太鼓腹型の肥満は「リンゴ型肥満」、下腹部から尻、太ももに脂肪が多い下半身デブ型の肥満は「洋ナシ型肥満」と西洋医学的にも分類されている。

水をビニール袋に入れて、上から吊り下げると下方が膨らむことを考えれば「洋ナシ型の肥満」は、「水太り」と言ってもよい。つまり、水分摂取が多いか、尿や汗での水分排泄が悪いかで起こる。

「リンゴ型の肥満」の人は、便秘や高血圧の傾向があり血液中のコレステロール、中性脂肪、血糖などが多く、脳卒中、心筋梗塞、糖尿病などにかかりやすい。

この型の肥満には漢方では2000年来、大・小便、汗の排泄をよくして減量を図る「防風通聖散《ぼうふうつうしょうさん》」が用いられてきた。

一方、「洋ナシ型」肥満（水太り）は、冷え（体温低下）と、水毒が原因なのだから、

体を温める「生姜」「大棗《なつめ》」と、
尿の出をよくする、
黄耆《おうぎ》〈キバナオウギ＝マメ科の根〉
白朮《びゃくじゅつ》〈オケラ＝キク科の根〉
防已《ぼうい》〈オオツヅラフジの根茎〉
から成る
「防已黄耆湯」という
漢方薬が処方される。

ちなみに肥満のタイプは、

ウエストの値／ヒップの値
- 男性は1・0、女性は0・8以上＝リンゴ型
- 男性は1・0、女性は0・8未満＝洋ナシ型

で計算される。

よって女性の肥満は、ほとんどが「洋ナシ型肥満」＝「水太り」なのであるから、水分は、カロリー「0」だからといって、水分をガバガバ摂りながら、食物からの摂取カロリーを制限しても、ダイエット効果がほとんどないわけだ。

夏に太る人も、暑いが故に多量に摂取する水分が原因の「水太り」といってよい。

こうした「水太り」はじめ、体内に水分が多い人は、「少し動いただけ」「食事をするだけ」……で、汗をかく「汗っかき」の人が多い。

「体が温かい」から汗っかきになるのではなく、むしろ体内に水が多く（水毒、冷却水）、体が冷えている故に、体外に水分を排泄して体を温めようとする反応だ。

漢方医学では、汗っかきの人は、体力のない「虚証」と判断する。体力のある人は「実証」で、激しい運動、暑熱環境下での肉体労働、入浴やサウナ浴……などの時以外は、そんなに、発汗しないものである。

さて、漢方医学には、「相似の理論」という一見、荒唐無稽のように見えて、真理をついている理論がある。

簡単にいうと、「同じような形をしたものは同じような働きがある」というもので、飛行機は鳥に似せて造ってあるし、船は魚に似せて造ってある。我々の小学校時代の音楽の授業で「赤い鳥　小鳥、なぜなぜ赤い、赤い実を食べた／…／青い鳥　小鳥、なぜなぜ青い、青い実を食べた」という歌を習ったことがある。

カナリアのヒナに人参のしぼり汁を与えると羽の色がオレンジ色になる、黄色の羽のカナリアより、オレンジ色の羽のカナリアが高価である。こうした考えが「相似の理論」である。

「減量したいが、何かよい漢方薬を処方していただけませんか」と私のクリニックを受診される方（主に女性）に「あなたは、水やお茶が大好きでしょう。パンや洋菓子、それにサラダやバナナやパイナップルもよく食べられますね……」と申すと、びっくりしたような表情をされ、ニヤリと笑って、「その通りです。どうしてわかるのですか」と尋ねられる。「フワーッとした物ばかり食べると、体もフワーッとなるのですよ。おやせになりたいなら、ゴボウ、人参、リンゴ、黒ゴマ、玄米、漬け物、せんべい、かりんとうなどの和菓子……等々、硬くて（水分含有量が少ない）、色の濃いものを積極的に食べてください……」と答えると、苦笑いしながら納得される、というのが常である。

大根足の女性は、心臓病になりにくい

アメリカのコロラド大学のラチェル・バン・ペルト博士は、20年間にわたって「大根足と心臓病」の関係を研究してきた。

更年期後の女性95人の脚部の脂肪レベルと3つの心臓病危険因子（インスリン抵抗性、悪玉（LDL）コレステロール、中性脂肪）との関係を調べた同博士は、「脚の脂肪が極端に多い大根足の持ち主でも、腹部の脂肪が多くなければ、心臓病の要因にならない」というデータに気付き、その上、「大根足」は血液中の脂肪を引き寄せ、血液中の脂肪の低下に貢献しているので、「大根足である女性の血液中の脂肪は低く、むしろ心臓病の予防になっている」と結論づけている。

最近の研究で、下半身にたまっている皮下脂肪の脂肪組織は、動脈硬化を防ぎ、インスリンの効きにくさ（インスリン抵抗性）を減少させる「アディポネクチン」を産生、分泌することがわかっている。

そのため、下半身デブの人は、動脈硬化、高血圧、脳梗塞、心筋梗塞、糖尿病になる危険性が少ない。

一方、男性に多い「リンゴ型肥満」の場合、たまっている内臓脂肪から、動脈硬化、高血圧、脳梗塞、心筋梗塞、糖尿病…などを促進するホルモン様物質が分泌されるという。

大根足の女性は「水太り」と言ってよい。そうした概念のない米国医学では、下半身の「脂肪」という表現をしているが、脂肪細胞内や外（間質）に水分の多い「水太り」「下半身デブ」の女性が「大根足」になる、といってよい。

リウマチ・神経痛・腰痛・偏頭痛

「痛み」と水分

寒い季節や雨の日に、リウマチや神経痛、腰痛、偏頭痛などの「痛み」が悪化するのは、石原式「冷」「水」「痛」の三角関係図より、容易に理解できる。

たいていの痛みが入浴、温泉浴、サウナ浴などで和らぐものだし、患部をタオルなどで温湿布すると、痛みが軽減することが多いことより、「痛み」は、「冷え」と「水毒」（冷えると、発汗、排尿が少なくなり水毒になる）より起こることも納得できる。

風邪薬で有名な葛根湯は風邪の諸症状の他にも「頭痛、肩こり、筋肉痛、手や肩の痛み」にもよく効くのは、体を温める桂皮《けいひ》、桂枝《けいし》（シナモン）、生姜、大棗《たいそう》（ナツメ）などの他、葛根《かっこん》（クズの根）、麻黄《まおう》（マオウ）、芍薬《しゃくやく》などの水剤、つまり発汗・排尿をよくする成分が含まれているからだ。

先にも述べたが、漢方薬の「利尿剤」である「五苓散」は、5つの生薬よりできており、そのうち4つが「水剤」（利尿作用）である。よって、むくみや下痢に奏功するが「頭痛」や「腹痛」にもよく効く。

「湿気や体の冷えが原因で起こる関節痛や神経痛（つまり、リウマチの症状）」に効くとして2000年来、用いられてきた「桂枝加苓朮附湯《けいしかりょうじゅつぶとう》」はやはり、利尿作用のある「附子《ぶし》」「朮《じゅつ》」「茯苓《ぶくりょう》」「芍薬」と体を温める「桂枝」「生姜」などの生薬で作られている。

西洋医学の「痛み止め」は、痛みを一時的には止めてくれるが、体を冷やす作用を併せもっていること（鎮痛・解熱剤ともいわれる）が多く、根本的な痛みの解決にはならないばかりか、「冷え」→「痛み」から明らかなように、次の痛みを起こさせる心配がある。よって連用はさけるべきである。

痛みに対する民間療法

①生姜紅茶にクズ粉（保温・発汗作用あり）3gを入れて飲む。（1日2〜4杯）

②ネギを加えた生姜湯を1日2〜3回飲む。

〈作り方〉ネギ10gを刻み、湯のみ茶碗に入れる。そこにすりおろし生姜をガーゼでしぼり、10〜15滴加える。それに熱湯を茶碗に半分くらい注ぐ。

③玉ネギ半個を刻み、卵1個と一緒に茶碗に入れてかき混ぜ、その上に醤油と唐辛子（1、2本を刻む）を加えたものを熱いご飯にかけて食べる。

④ネギを細かく刻み、味噌と半々くらいに混ぜて、ドンブリに入れて熱湯を注ぎ、飲んで寝る。

⑤生姜やニンニク（50g）をすりおろして、布袋に入れて湯船につけて入浴（生

姜風呂、ニンニク風呂）する。
⑥湯を入れた洗面器（自然塩50～100g加えるとなお可）にタオルをつけ、軽くしぼって、患部を温湿布（5～10分）する。

いずれも、体（患部）を温め、発汗、利尿を促す。

アレルギー疾患

アレルゲンの侵入と水分過剰

アレルギーとは、ギリシャ語の「allos」（変わった）＋「ergon」（働き）という言葉から作られており、「変わった反応能力」という意味だ。

つまり「本来は病原体を排除するための免疫反応（抗原・抗体反応）が、生体に有害な結果をもたらすように働く現象」である。

西洋医学では、「アレルギー現象は、花粉やハウスダストなどのアレルゲン（抗原）が体内に侵入してくると、それを迎え撃つためにリンパ球が作り出す抗体（免疫グロブリン）と結合し、抗原抗体複合物が作られる。これが体内のマスト細胞を刺激してヒスタミンなどを遊出させ、その結果、気管支の痙攣《けいれん》が起こり、皮膚血管の透過性が増して、喘息や蕁《じん》麻疹《ましん》、湿疹が惹起される」と説明されている。

もちろん、その通りなのであるが、アレルギーの症状を漢方医学的に見ると、面白いことに気付かされる。

アレルギー疾患	**症状**
アレルギー性結膜炎	涙、瞼《まぶた》のかゆみ
鼻炎	くしゃみ、鼻水
喘息	水様痰《たん》の喀出《かくしゅつ》
ジンマ疹・湿疹	湿（水分）の体外への排出
腸炎	下痢（水様便）

アレルギー疾患による症状は、すべて、体外への水分の排泄現象ということがわかる。つまり、体が冷え、体内に余分な水分をためこんでいる（水毒）人が起こす症状である。

鼻水、うすい水様の痰を伴う咳などに、2000年も前から使われてきた「小青龍湯《しょうせいりゅうとう》」は、桂皮（シナモン）、生姜など体を温める成分と、半夏《はんげ》（カラスビシャク＝サトイモ科の根）、五味子《ごみし》（チョウセンゴミシ＝マツブサ科の果実）、芍薬（シャクヤクの根）、細辛《さいしん》（ウスバサイシンの根）、麻黄（マオウの茎）など5つの利水剤（尿や汗で、体内の水分を排泄する作用）より成っている。

よって、アレルギー性鼻炎、気管支喘息、気管支炎（水様の痰を伴う）などの他、くしゃみ、鼻水、湿疹、水泡、涙嚢《るいのう》、唾液分泌過多症……など「水毒」による症状、病気に用いられてきた。

こうした症状や疾病が「冷え」と「水毒」より起こっていることが、小青龍湯の構成生薬の作用（効能）から証明できる。

アレルギーの対処法

①塩分をはじめ、体を温める陽性食品（P69）をしっかりとる。
②ニラ、ニンニク、ネギ、玉ネギなどのアリウム属の野菜やヨードを含む海藻類は、抗アレルギー食品である。レバニラ炒め、ニラの卵とじ、ヒジキ、レンコンの炒めものなどを常食する。（卵アレルギーの人は卵は不可）
③黒砂糖またはハチミツ入りの生姜紅茶を毎日3杯以上飲み、発汗、利尿を促す。黒砂糖には去痰作用もある。
④ウォーキング他のスポーツ、入浴（とくに湯船に自然塩を一つかみ入れる塩風呂や、1かけの生姜をすりおろして布袋に入れ湯船につける生姜風呂がよい）、サウナ、岩盤浴などで体を温め、発汗、利尿を促す。
⑤夏は海水浴に行き、陽性の「塩」と「太陽光」で体を芯から温める。
⑥当然であるが不必要な水分摂取、体を冷やす青・白・緑の陰性食物（P69）の摂取は控える。

ヘルペス（帯状疱疹）

免疫力の低下と水分

小児期に感染した「水痘《すいとう》」のウイルスが、神経節《せつ》に潜伏し、成人になってから、疲労、ガン、腎臓病、肝臓病、糖尿病……などの慢性病により免疫力が低下した時、再活性化してヘルペスが生ずる、とされている。

座骨神経、肋間神経、顔面神経……などの神経に、片側性（両側に起こることはない）に神経痛様の激痛が数日から1週間続き、神経に沿って紅斑《こうはん》が出現して、数日後に水疱が多発する。

ふつう、水疱は10日ぐらいで「びらん」となり「痂皮《かひ》（かさぶた）」化して2～3週間で治る。

ただし、高齢者の場合、数週間～数年の長期にわたりかなり辛い痛みが続くことがあり、そうなると痛み止めも効きにくい。

確かに、上記の如く免疫力が低下している時にも発生してくるが、ヘルペスに罹患する人をよく観察していると、お茶・水・炭酸水などの水分摂取過多の人がほとんどだ。体内の余分な水分を「水疱」として、体外に排泄している状態と見てよい。重症のアトピー（湿疹＝水毒）の人にヘルペスがよく併発してくることからも、ヘルペスは水毒の1つと考えられる。

耳なり・めまい・難聴・メニエール症候群

必要以上の水分は耳のリンパ液も増やす

耳の奥の内耳の中のリンパ液（という水分）は、平衡感覚を調節している。日頃、不必要に水やお茶などの水分を摂る人、運動や筋肉労働が不足し、体温も低下しがちで、発汗、排尿が十分でない人は、体内に余分な水分がたまる。当然、内耳のリンパ液も多くなり、平衡感覚の調節がうまくいかず「めまい」を起こす。

水泳中に耳に水が入ると、耳が聴こえづらくなったり、耳なりがすることがあるが、内耳のリンパ液が多くなりすぎると、耳なりや突発性難聴も生じてくる。

この他にも、眼の水晶体を洗っている眼房水が多くなると、眼痛やまぶしさが生じたりもする。

こうした症状が揃うと「メニエール症候群」と診断されるが、この病気ではよく「嘔吐」を伴う。体内の水毒を胃液（という水分）を捨てて改善しようとする反応である。

不定愁訴

「水毒」が不眠、肩こり、頭痛を引き起こす

「肩こり、頭痛、めまい、耳なり、フワーッとした感じ、不安、不眠、動悸……」のうち、いくつか、またはすべての症状を訴えて医師を受診すると西洋医学の医師は処方に困る。

肩こり、頭痛は内科、めまい、耳なり、フワーッとした感じは、耳鼻科、不安、不眠は

心療内科か、精神・神経科、動悸は循環器科で専門的に診察してくれるのだろうが、漢方医学的には、こうした互いに何の脈絡もないような諸症状の原因は「水毒」からきている、と考える。

頭痛、肩こり（こりは〝痛み〟の軽い症状）は、「冷」「水」「痛」の三角関係図から説明できる。めまい、耳なり、フワーッとした感じは、先に述べたように、内耳の水分（リンパ液）の過剰で起こる。

不安や不眠は「うつ」につきものの症状であるが、うつの人は寒い日（冬や1日のうちなら体温・気温の低い、午前中）や雨の日に症状が悪化することを考えると、不安や不眠も「冷え」「水毒」の産物といえる。

「冷え症」の人のほとんどが不安や不眠を訴える傾向がある。

夜、眠れないのに、日が射し込んでくる昼間の部屋の中や、電車の椅子に座って足の方からの暖房が効いてくると、睡魔に襲われる「不眠症」の人も少なくない。

1日のうちで、体温と気温が一番低下する午前3時〜5時の間に、目を覚まして眠れなくなる人が多いのも、「不眠」は「冷え」と密接不離な症状ということがわかる。

「動悸」については、後述するが、脈を速くして、体温を上げようとする反応である。1

分間の脈拍が「10」速くなると、体温は約1℃上昇するのだから。
「肩こり、頭痛、めまい、耳なり、フワーッとした感じ、不安、不眠、動悸……」の症状を一挙に治してくれる漢方薬がある。これは私のクリニックで一番、多く処方している「苓桂朮甘湯《りょうけいじゅつかんとう》」である。
「苓桂朮甘湯」は4つの生薬のうち2つ、
茯苓（マツホド＝サルノコシカケ科の菌核）
白朮（オケラ＝キク科の根茎）
が尿の出をよくする利尿剤、
桂枝（ニッケイ＝クスノキ科の樹皮＝シナモン）が気と血の流れをよくする気剤
である。
「五苓散」の原方であるが「水毒」が「五苓散」ほど激しくない症状に用いる。つまり、水様下痢、尿量減少、嘔吐、口渇などの強い症状がない人の「水毒」症状に「苓桂朮甘湯」は効く。
「苓桂朮甘湯」は、メニエール症候群の特効薬でもある。

自律神経失調症・パニック障害

「冷え」と「水毒」が交感神経を過敏にする

「不定愁訴」の項と重複する面もあるが、「肩こり、頭痛、めまい、頻脈、不安……」など、お互いに何の脈絡もないような症状を医師に訴えると「自律神経失調症」と診断され、精神安定剤や抗不安剤などを処方される。

しかし、人間の体の機能はそう簡単に「失調」など起こさないのである。

食べすぎると、吐いたり、下痢したりするし、冷えて風邪を引くと発熱する、水分を摂りすぎると、尿の量を多くして体外へ排泄する……という如く、常に体を健康にしよう、恒常性を保とうとするメカニズムが働いている。

さて、自律神経とは我々の意思とは関係なく働いている神経で、意識しなくても動いている心臓や血管や胃腸、呼吸している肺……等々に分布している。交感神経と副交感神経から成っている。

交感神経……脊髄の胸腰部側角に中枢があり、皮膚、血管、内臓に分布する。

副交感神経……脳神経の一部に含まれており、脳から末梢の皮膚、血管、内臓……などに分布する。

交感神経は「昼の、緊張の、活動の、闘いの」神経といわれ、副交感神経は「夜の、リラックスの、休息の」神経といわれる。

あたかも、馬の手綱の如く、お互いに拮抗、または協調して、前述の臓器をコントロールしている。

図表（P45）から見てとれるように「活動時」には、交感神経が優位に働く。

逆にリラックスしている時には、副交感神経が優位に働いて、飲食物を胃腸で消化、吸収したり、排便や排尿などの排泄現象が活発になる。また、リンパ球が増加して、免疫力も増強する。

運動やストレス、イライラや緊張などで交感神経の働きが強くなると、脈拍や血圧は増加、上昇し、一時的に体温も上がる。

こういう時は、逆に、胃腸の働きが低下するので食欲はなくなるし、排便も悪くなり、

自律神経の働き

		交感神経（昼の、緊張の）	副交感神経（夜の、リラックスの）
心拍		促進	抑制
脈拍		増加	減少
血圧		上昇	下降
血管		収縮	弛緩
汗腺		冷や汗	ふつうの汗（運動、入浴）
胃		運動抑制	運動促進
小腸		運動抑制	運動促進
大腸		運動抑制	運動促進
子宮		収縮	弛緩
白血球	顆粒球	増加	減少
	リンパ球	減少（免疫力低下）	増加（免疫力促進）
産熱量		促進	減少

便秘がちになる。旅先で便秘になる人は緊張で交感神経の働きが強くなっているためである。

友人や家族で談笑しながらの食事や、ぬるめの湯につかった後や、好きな趣味を楽しんだ後の食事は、とてもおいしく、たくさん食べられるものだ。こうした時は、副交感神経が優位に働いているからである。

外出先でガマンしていた大小便を、家が近くなるとこらえきれなくなったりするのは、「家が近づいた」という安心感が副交感神経の働きをよくして、排泄作用が促されるからだ。

「自律神経失調」の症状（肩こり、頭痛、めまい、耳なり、不安、不眠……）を訴える人は、石原式「冷」「水」「痛」の三角関係図（P24）から明らかなように「冷え症（低体温）」で「水毒」のある人だ。

よって、代謝と体温を上げ、「冷え」と「水毒」を改善するために、交感神経を働かせ、つまり、脈拍を増加させて、体温を上げ（1分間の脈拍が〝10〟増えると、体温は1℃上昇する）、代謝をよくしようとしている状態が、西洋医学で言う「自律神経失調症」である。「失調」ではなく、自律神経が正常に働いているのであるから「自律神経正調症」というべきだ。

パニック障害は、助けを求めることが困難な電車やバス、エレベーターなどの中で、突然、動悸、頻脈が起こり、死ぬのではないかとの恐怖に襲われ、冷や汗を大量にかき、ときには大声を発する病態である。

「パニック障害」も漢方・自然医学的に見ると「冷え症」「水毒」の人に起こり、諸症状は、交感神経を働かせて、体を温め、体内の余分な水分を汗で出そうとしている状態である。大声を発する時は、交感神経も優位に働くし、腹筋や大胸筋、背筋をはじめとする呼吸筋が動き、体温が上がる。

メニエール症候群（耳なり、めまい、難聴）、不定愁訴、自律神経失調症の対処法

(1)不必要な水分の摂取を避ける。のどが渇いた時だけ水分を摂る。
(2)水分摂取は極力、体を温め、利尿効果のある紅茶や生姜紅茶で行うようにする。

(3)体を冷やす食物（P69）は極力控え目にし、体を温める食物（P69）を中心に食べる。

(4)ウォーキング、スクワット、テニス、ハイキング……等々、可能な運動を励行する。

(5)入浴、サウナ、岩盤浴、生姜風呂、ニンニク風呂、塩風呂を活用し、大いに汗をかく。

(6)不安、不眠、自律神経失調症、パニック障害……等々、精神的な不調に対しては、シソの葉と生姜を活用する。「シソの葉」と「生姜」は、「気を開く」＝「うつ気分を取り払う」作用がある。

①「シソの葉加生姜湯」を1日2～3杯飲む。

〈作り方〉青ジソの葉を火であぶり、葉がパリパリになったら手でもんで湯のみ茶碗に入れる。これにすりおろし生姜をしぼって約10滴加え、熱湯を入れて湯のみ茶碗半分くらいにする。

②シソの葉とネギを入れた温かいスープを食事の時に飲む。

③シソの葉を味噌汁、天ぷらなどに入れて食べる。

(7)漢方に詳しい医師や薬剤師に診察を受け「苓桂朮甘湯」や「半夏厚朴湯《はんげこうぼくとう》」（シソ、茯苓を含みうつ気分、自律神経失調症をよくしてくれる）を処方してもらう。

高血圧

悪者は塩分ではなく、「水」と「冷え」

高血圧の元凶として、敵視されているのが塩分である。

胃腸から、血液中に吸収された塩分は、吸湿性がある故、周りから水分を引き寄せる。すると、その水分のために、血液量は多くなる。多くなった血液を、心臓はより大きな力（血圧）で押し出さないといけないので、血圧が上昇する。

ここ40年くらいで、高血圧を下げる薬（降圧剤）の研究が進みＡＣＥ阻害剤、カルシウム拮抗剤、交感神経遮断剤……等々、血圧を下げるために、違った作用機序をもつ薬が、きら星の如く、次から次に開発されてきた。

しかし、我々が医師になりたての、40数年前は、高血圧患者の90％以上に、降圧利尿剤（商品名＝フルイトラン、ナトリックス）が処方されていたものだ。尿を多く出すことによって、尿とともに塩分が出ていくので、血圧が下がる……という説明がなされていた。あくまでも「塩分」を悪者にしていたわけだ。

しかし、P5の「水中毒」（water intoxication）の症状の1つに、「高血圧」があるように水分を摂りすぎると、血液中の水分（血液量）が増え、塩分とは無関係に血圧が上昇するのである。

血圧は、寒い季節（冬）は血管が収縮するので上昇し、暑い夏は血管が拡張するので、低下する。

午前中は、血圧は低く、体の活動が活発になってくる午後に血圧は上昇する、と我々の医学生の頃には、教わったものだ。

しかし、最近は夏に血圧が上昇する人も多く、早朝に血圧が高く、午後に下がってくるという「早朝高血圧」も問題になっている。

就寝時に優位に働く副交感神経（リラックスの神経）から起床後に優位に働く、交感神経（活動の神経）へのスイッチの切り換えがうまくいかないので、早朝に血圧が上昇する……などと、西洋医学は、苦しい説明をしている。しかし、私は高血圧や早朝高血圧は、「体内、血液内の余分な水分（水毒）」や「冷え」が関連していると確信している。

夏はエアコンがどこに行っても効いているため、昔のようには汗をかかなくなったので、血液中に水分が多くなっている。その上、エアコンで冷やされて、血管が収縮するので血圧が上昇する。

50年前に比べ日本人は1℃近く低体温化したので体温、気温が最低になる早朝に血管が過度に収縮して、血流が悪くなり血圧が上昇する。

「低体温化」の原因の1つに「水分の摂りすぎ」があることはP67でも述べる。

さて、降圧利尿剤は、血糖や尿酸値を上昇させる副作用があるとして、一時はほとんど使われなくなった。しかし超廉価である上にACE阻害剤やカルシウム拮抗剤に劣らない、脳卒中、心筋梗塞予防効果が証明され、今、米国では、高血圧に対する第一選択薬として、大いに推奨されている。

よって、高血圧症の人は、余分な水分摂取をさけ、運動、入浴、サウナ等々で発汗を促すことを心がけてみられるとよい。

自然医学の分野では、昔から、キュウリは高血圧に効く食物として重宝されてきたが、キュウリには「イソクエルシトリン」という強力な利尿効果をもつ成分が含まれていることを考えると、合点がいく。

紅茶や生姜紅茶を飲むとびっくりするほどの量の尿が出る。その点から血圧を下げる効果が期待できる。

頻脈、不整脈

水分の摂りすぎに対する心臓の自然な反応

「頻脈」「不整脈」も漢方・自然医学的に見れば「水毒」の一症状である。

体内に「冷え」「水毒」が存在すると、下痢、頻尿、鼻水、くしゃみ、寝汗……などにより、余分な水分を排泄して、体を温めようとする。

しかし、こうした反応だけでは十分に体を温められないと、脈を速くして、体を温めようとする。なにしろ、脈が1分間に「10」速くなると、体温は約1℃上昇するのだから。頻脈になると、脈が乱れることもあろう。それが不整脈である。

頻脈や不整脈に悩む人は、日頃、お茶や水分を不必要に摂っている人がほとんどだ。脈が突然速くなり、ときに胸をドーンと突かれるような感じがして、脈が乱れると「死ぬのではないか……」という不安に陥り、益々、交感神経が緊張して脈が速くなる。

頻脈や不整脈を訴えて受診する患者さんに「頻脈や不整脈は歩いたり、運動している時には、まず起こらないでしょう。座ったり安静にしている時に起こるはずです。もし、頻脈・不整脈の原因が心臓にあるなら、歩いたり、運動したりして、心臓に負荷がかかった時に起こるはずです。頻脈・不整脈は心臓の病気ではなく、〝水毒〟〝冷え〟を改善するために、脈を速くして体温を上げようとしている反応なのです。よって、頻脈・不整脈が起こっても、たかが水毒だと思って、落ちついて深呼吸をしてください」と言うことにしている。

頻脈はいずれにせよ交感神経の働きすぎにより、心臓の鼓動が過剰になっている状態である。

1回につき4秒くらいの呼気と吸気で成り立っている「呼吸」には生命現象の深い真理が隠されている。

息を吐く（呼気）時は、副交感神経が、息を吸う（吸気）時は、交感神経が優位に働く。周知の如く、自律神経のうちの交感神経（活動の、昼の、戦いの神経）は、脈を速くし、血圧を上げるし、副交感神経（リラックスの、夜の神経）は、脈をゆっくりとさせ、血圧を下げ、気分をゆったりとしてくれる。

よって、頻脈・不整脈が起こった時は、6〜7秒で吐き、3〜4秒で吸い込むという呼吸法（深呼気）をくり返すとよいのである。ヨガやアーユルヴェーダなどの伝統医学では、吐く息を6〜7秒、吸う息を3〜4秒という呼吸法が推奨されている。体験的に呼吸法の真理がわかっていたわけだ。

小生の知り合いの米国人男性（45歳）は、183㎝、85kgの堂々たる体格の持ち主。色白水太りで握手すると手の平も汗でぐっしょりしている。時々湿疹も全身に出る。観察していると、ビールをはじめ水分摂取が多い。アメリカに居た時も、原因不明の頻脈・不整脈に襲われ、死ぬのではないかという恐怖に突然さいなまれながら、病院を受診しても心電図他、何の異常もないという診断が下されるのが常だった由。日本に住むようになっても、頻脈に悩まされ自宅の玄関の鍵も常にかけないでいる。救急車を呼んだ時、隊員が入ってこられなかったらいけないという心配からだ。

当方のクリニックを受診された折、すべての症状が水毒であることを説明し水分の摂取を控え、運動や入浴で汗を出すことを励行するように話した。また「五苓散」（P19）を処方し、少し多めに毎日服用してもらったら、頻脈・不整脈の発作がまったく起こらなくなった。

異型狭心症

原因はやはり「冷え」と「水毒」

「狭心症」は、心臓の筋肉（心筋）に、栄養や酸素を送り届ける冠動脈が動脈硬化によって細くなり、心筋に十分な血液が供給されない時に起こる。運動、労働、過食、ストレスなどでそれぞれ筋肉、胃腸、脳への血液が多くなり、結果的に冠動脈への血流が少なくなった時に起こるのだ。「労作性狭心症」といわれる。

血液が十分に供給されなくなった心筋の細胞から「プロスタグランディン」や「ブラジキニン」などの血管拡張物質が産生、分泌され、血管を拡げようとする。しかし、この両物質は痛みを起こす物質でもあるので、胸の中央部がキューッと痛くなるのが、「狭心症」で、たいてい3分以内に治る。ただし、15分以上も続くなら、冠動脈に血栓が詰まり、そこから先の心筋への血流が途絶えて心筋が壊死《えし》した状態、つまり「心筋梗塞」なので分秒を争って、救急車で専門病院を受診する必要がある。

さて「異型狭心症」は「安静時、特に夜間から早朝にかけての睡眠中など、だいたい決まった時刻に発生する。冠動脈の痙攣により、冠血流量が急激に減少して起こる」と定義されている。

西洋医学的には、「異型狭心症」の原因は、「よくわからない」とされている。

しかし、これこそ「冷え」と「水毒」が原因である。

夜間から明け方にかけての体温と気温がもっとも低下する午前3時~5時に、体内の余分な水分が「冷却水」となってさらに体を冷やし、冠動脈の収縮をもたらすのである。

寒いところでは体がふるえたり、手がかじかむのと、同じ理屈である。

私のクリニックに去年より「異型狭心症」のため受診中のTさん（65歳）は155㎝、45kgの冷え性の女性だ。毎年、冬になると「しもやけ」（冷えの代表の症状）が生じ、12月から2月の、しかもとくに寒い日の午前3時～4時頃に、心臓がドキドキして、目が醒め胸骨の中央部にしめつけるような痛みがきて、冷や汗が出る。つまり「異型狭心症」でここ数年苦しめられてきた。

病院で処方された「冠動脈拡張剤」を服用すると、血圧が下がりすぎフラフラして立ち上がれなくなるので「やめた」とおっしゃる。

「異型狭心症」は「冷え」と「水毒」の症状であることを説明し、体を温め水を追い出す漢方薬の「苓桂朮甘湯」と体を温め心臓の働きを強くする「炙甘草湯《しゃかんぞうとう》」を処方し――

①余分な水分は摂らないこと。水分を摂るなら、紅茶、生姜紅茶にすること。

②陰性食品は控え、陽性食品を中心に摂ること。とくに、ニラ、ニンニク、ネギ、玉ネギ、ラッキョウは冠動脈を拡げるので積極的に摂ること。

③就寝時、ハラマキを着用し、湯タンポを用いること。

④低温火傷に注意して、下着の上から左背中（心臓の後部）にホカロンを貼ること。

①〜④を指示したところ、今年の冬は1回も発作が起こらなかったと喜ばれている。例年、悩まされる「しもやけ」にもかからなかった由。

水毒の究極の状態＝心不全

水の飲みすぎは心臓の力を弱める

心臓弁膜症、心筋梗塞、高血圧、心筋症……等々により、心臓の力が低下すると全身の臓器へ巡る血液量が少なくなる。あらゆる臓器が血液が運んでくるさまざまの栄養素、水、酸素……などによって、その機能を遂行しているので、心臓の力が低下する（心不全）とそうした臓器への血液供給量が十分でなくなるのですべての臓器の働きが悪くなる。

腎血流が悪くなると、腎臓での尿の生成、排泄が悪くなり、全身に水がたまってくる。

まず下肢のむくみから生じ、ひどくなると肺に水がたまり（肺水腫《はいすいしゅ》）、喘息のような症状を呈する。さらに、悪化すると胸水や腹水が生じる。

こうした「心不全」においては、西洋医学でも、1日の水分摂取を厳しく制限し、利尿剤を使って治療する。

「血液をサラサラにするために、水分をできるだけ多く摂るように……」と奨める西洋医学でさえも「心不全」の患者には水分摂取を制限させるのである。

「心不全」こそは、水毒の究極の状態といってよい。

よって西洋医学の、日頃の「水を飲め」という指導に誤り、欠陥があることは明らかである。もっとも、心臓・循環器の専門医は心不全で体内が水びたしになることを悉知《しっち》しているので「血液をサラサラにするために水を飲め……」というような指導をすることはあまりないようだ。

「はじめに」でも述べたように、『おもいッきりイイ!!テレビ』で司会をされていたみのもんた氏が、2004〜2009年頃「お年寄りは脱水症状になりやすいので毎日2リットルの水を飲みましょう」と呼びかけていた。それを習慣化したAさん（87歳）が2010年に「うっ血性心不全」と診断され、さらに腎不全、難聴も患った、としてみの氏を相手に、6750万円の賠償を求めた裁判が行われた。

私も1995（平成7）年から2008（平成20）年まで毎月1回程度『おもいッきりテレビ』に出演させていただいた。

日替わりに出演してくるほとんどの医師が「なるべく多くの水を飲むように……」という主張をされる中、私は絶対にそれを言わなかった。漢方の「水毒」の知識があったからだ。この裁判も、みの氏や日本テレビに非があるというのではなく、西洋医学が「水を飲め」と推奨しているのだから、問題は西洋医学の論理に非がある、といってよい。

みの氏は、出演された医師のその日の内容を総括して「水をなるべく多く飲みましょう」とおっしゃっただけなのだから。

心筋梗塞・脳梗塞（血栓症）

こまめな「水分摂取」が血栓予防になるか？

血液を試験管（またはガラス瓶）に入れて立てておくと、段々と下に沈んでいくものが有形成分（赤血球、白血球、血小板）であり、上層部の液体成分は血漿と呼ばれる。

「血液サラサラ」とか「血液ドロドロ（ベタベタ）」とか表現される「サラサラ成分」は「水」で、ベタベタ成分はタンパク質、脂質、糖質、赤血球、血小板などである。

日本人の死因の2位の心筋梗塞（約20万人）と4位の脳梗塞（約11万人）は「血栓症」であり、毎年30万人以上の人が「血栓症」で生命を落としているので、「血液をサラサラにするため、水分をこまめに、たくさん飲みましょう」という指導が25年くらい前よりなされるようになった。

しかし、この25年間、血栓症は減るどころか増加傾向にある。

血栓は、コレステロール、中性脂肪、赤血球などがフィブリン（タンパク質の一種）と血小板によって固められて作られる。

水分をたくさん摂ると血液に吸収され、血液中の水分は一時的に多くなるが、人体の生理には「恒常性」が常に働いており､多すぎる血液中の水分はすぐに尿として排泄される。その時、血栓の原因物質であるコレステロール、中性脂肪、タンパク質、赤血球、血小板などが尿として一緒に排出されることはない。

よって、水分を摂っても血栓は予防できないのである。「ドブ川に水を流すと水と一緒に〝汚泥〟も流れていくので、ドブ川は浄化される」と同じ考えで「水をたくさん摂れば血栓が防げる」と西洋医学は考えているのである。

しかし、血液中の〝汚泥〟と言うべき多すぎるコレステロール、中性脂肪、タンパク質、赤血球、血小板は水（尿）とともに出ていかないのであるから「多めの水分摂取」＝「血液サラサラ」＝「血栓予防」という理論は成り立たない。

宇宙の物体は、冷やすと硬くなる。「水を冷やすと氷になる」「食物を冷凍庫に入れると硬くなる」ように。

血液成分の組成

液体成分（血漿）（約55％）	水		約91％	血液循環 体温調節
	有機物	タンパク質	7％	栄養 免疫 凝固
		脂肪　コレステロール 中性脂肪など	1％	栄養
		糖質	0.1％	栄養
		作用物質（ビタミン ホルモン 酵素）		玄妙な 生理作用 代謝調節
		老廃物（尿素窒素 クレアチニン 尿酸など）		
	無機物（ミネラル）	ナトリウム カルシウム ヨード、カリウム 塩素、マグネシウム など		pH調節 CO_2運搬 浸透圧調節
有形成分（約45％）		赤血球		酸素運搬
		白血球		殺菌 老廃物の貪食処理 免疫
		血小板		止血、凝固

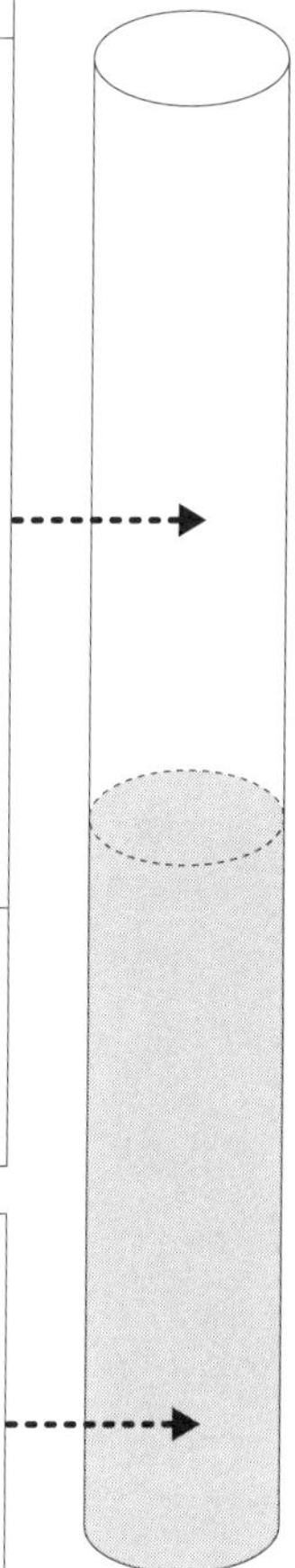

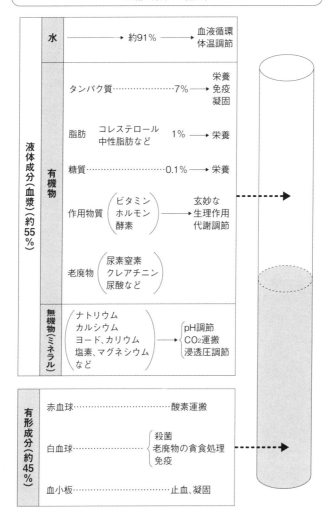

よって、一応36・5℃前後が平熱とされる人間の体の中で「血栓」という固まりができることは、体が冷えている（体温が低下している）ことが原因といってよい。

昭和32年の日本人の脇の下の平均体温は、36・9℃であったという。今でも我々医師が重宝にしている医学大辞典には日本人の脇の下の体温は「36・89±0・34℃」と記してある。低い人でも36・55℃、高い人は37・23℃の平熱がある、ということだ。

今の医学の研究の花形は、遺伝子レベルでの細胞の観察、白血球やそれから分泌されるサイトカイン（生理活性物質）や新たなホルモンの発見……等々、「ミクロの世界」の探究である。脇の下に体温計をはさんで体温を測定する、というような初歩的、原始的な研究は今、皆無といってよい。

当方のクリニックに受診される外来患者の方々の体温は必ず計ることにしているが、今や高い人でも36・2℃〜36・3℃、ほとんどの人が35・0℃台で、時に34℃台の人もいらっしゃるので驚く。

体温が1℃低下すると代謝は約12％減衰する。よって、糖や脂肪が十分に燃焼処理できず燃え残って「高血糖（糖尿病）」や「高脂質」、その結果の「高体重（肥満）」「高血圧」というメタボリック・シンドロームに罹患する。日本人の40歳以上の男性の50％以上が「メ

血液成分の多すぎ・少なすぎが引き起こす症状

		多すぎ	少なすぎ
水		水毒（むくみ、心不全）	脱水
タンパク質		高タンパク血症	栄養不良
脂肪		高脂血症（動脈硬化、血栓症、脂肪肝）	栄養不良
糖		糖尿病	低血糖（頻脈、ふるえ、失神）
ビタミン	A	けいれん	肺ガン、膀胱ガン
	E	―	不妊、老化
	C	尿路結石、下痢	壊血病（出血、感染）
	B_1	―	脚気（多発性神経炎）
老廃物	クレアチニン	腎臓病	―
	尿酸	痛風	―
ミネラル	ナトリウム	むくみ、高血圧	低血圧、食欲不振
	カルシウム	尿路結石	骨歯の脆弱化
	ヨード	バセドウ病	粘液水腫
	カリウム	心停止	筋力低下
	マグネシウム	―	心臓病
血液成分	赤血球	多血症→血栓	貧血
	白血球	感染症、白血病	再生不良性貧血
	血小板	血栓症	出血

タボ」に罹っている。

「metabolism」＝「代謝」なのだから「メタボリック・シンドローム（metabolic syndrome）」は「低代謝症候群」さらに換言すれば「低体温症候群」ということになる。

同じく、体温1℃の低下で免疫力は約30％低下するとされているので、肺炎、アレルギー、免疫異常の病気……等々、ありとあらゆる病気に罹りやすくなる。

ガン細胞も35℃でもっとも増殖し、39・6℃以上になると死滅することもわかっている。

ガン、心筋梗塞、脳梗塞、糖尿病……等々、ありとあらゆる現代文明病の背景に日本人の「低体温化」が存在するといっても過言ではない。

体の冷え（体温の低下）

日本人の体温が低下した要因

現代人の体温の低下（体の冷え）は以下が要因である。

(1)筋肉運動・労働の不足

交通機関の発達による歩く時間の減少や電気洗濯機、電気掃除機など家電製品の普及による肉体労働の不足は、体温の40％を産生する筋肉を動かす機会を減少させた。

(2)行きすぎた塩分の制限

東北の人々が、以前、塩分摂取過剰により高血圧や脳出血の罹患が多かったことを理由に、東北地方はおろか、全国的に減塩運動が展開されて約60年になる。

塩分は含有カロリー「0」でも、体を温める作用がある。厳寒の冬をしのぐために東北の人々は塩分を多く摂った。今は昔の3分の1以下の塩分摂取に抑えられた東北の人々は低体温化し、うつ、自殺、リウマチ、肺炎……などの冷え（低体温）の病気が増えている。しかも高血圧の罹患数が減っているわけではない。

塩は水とともに体内を移動する。よって、運動、入浴、サウナなどで体を温め、発汗を促し、また、人参リンゴジュースや生姜紅茶などを愛飲して尿の量を多くすることによって塩分を排泄することを条件に、塩分は本能が欲する量を摂るべきである。

(3)水分の摂りすぎ

この点に関しては、本著の中で何回も述べた。水分を摂りすぎて体温が低下し、血管内で固まり（血栓）ができるという危険性さえある。

(4)体を冷やす食物の摂りすぎ

西洋医学・栄養学は、食物の価値を、含有するタンパク質、脂肪、糖、ビタミン、ミネラルの五大栄養素や、含有カロリーの多寡で判断している。

食べると体を温める食物（漢方でいう陽性食品）や体を冷やす食物（同じく陰性食品）が存在するという認識はない。

しかし、2000年以上の歴史を誇る漢方医学では、体が温かい陽性体質の人には、陰性の食物を多く食べさせ、冷え性の陰性体質の人には体を温める陽性食品を十分に摂らせることによって、健康を増進させたり、病気を治す一助にしてきた。

今の日本人は、体を冷やす陰性食品を摂りすぎて低体温化を招いているという一面もある。

体を温める食物は、

①北方産……そば、塩じゃけ

体を冷やす食物、温める食物

体を冷やす陰性食品（青・白・緑）	体を温める陽性食品（赤・黒・黄）
牛乳	チーズ
白ワイン・ビール	赤ワイン、黒ビール、日本酒、紹興酒、梅酒
白砂糖	黒砂糖、ハチミツ
洋菓子	和菓子、チョコレート
緑茶	紅茶、番茶、ウーロン茶、ハーブティ（ローズヒップ、カモミール…）
うどん	そば、ラーメン
大豆	小豆、納豆、黒豆
白ゴマ	黒ゴマ
南方産フルーツ（バナナ、パイナップル、ミカン、レモン、メロン、マンゴー……）	北方産フルーツ（リンゴ、さくらんぼ、プルーン……）
葉菜（サラダ）	漬け物、煮物（根菜）
酢、マヨネーズ	塩、味噌、醤油
白身（脂身）肉、魚	赤身の肉、魚、エビ、カニ、イカ、タコ、貝、牡蛎、明太子

②塩辛いもの……塩、醤油、味噌、漬け物、明太子、チリメンジャコ
③水分が少なく硬いもの……玄米、ゴマ、クリ、クルミ、小豆、チーズ
④動物性食品……赤身の肉、卵、チーズ
⑤野菜なら根菜類……ゴボウ、人参、レンコン、ネギ、玉ネギ、山芋

体を冷やす食物は、

①南方産……バナナ、パイナップル、ミカン、カレー、コーヒー
②酸っぱいもの……酢、レモン
③水分が多く軟らかいもの……牛乳、炭酸、ビール、水
④植物性食品
⑤野菜なら葉菜類

という特徴がある。
しかし、一番簡単な見分け方は、食物の外観の色だ。
青・白・緑の食物は食べると体を冷やし、赤・黒・黄の食物は体を温める。

体を冷やす食物も加工によって温める食物に変化する

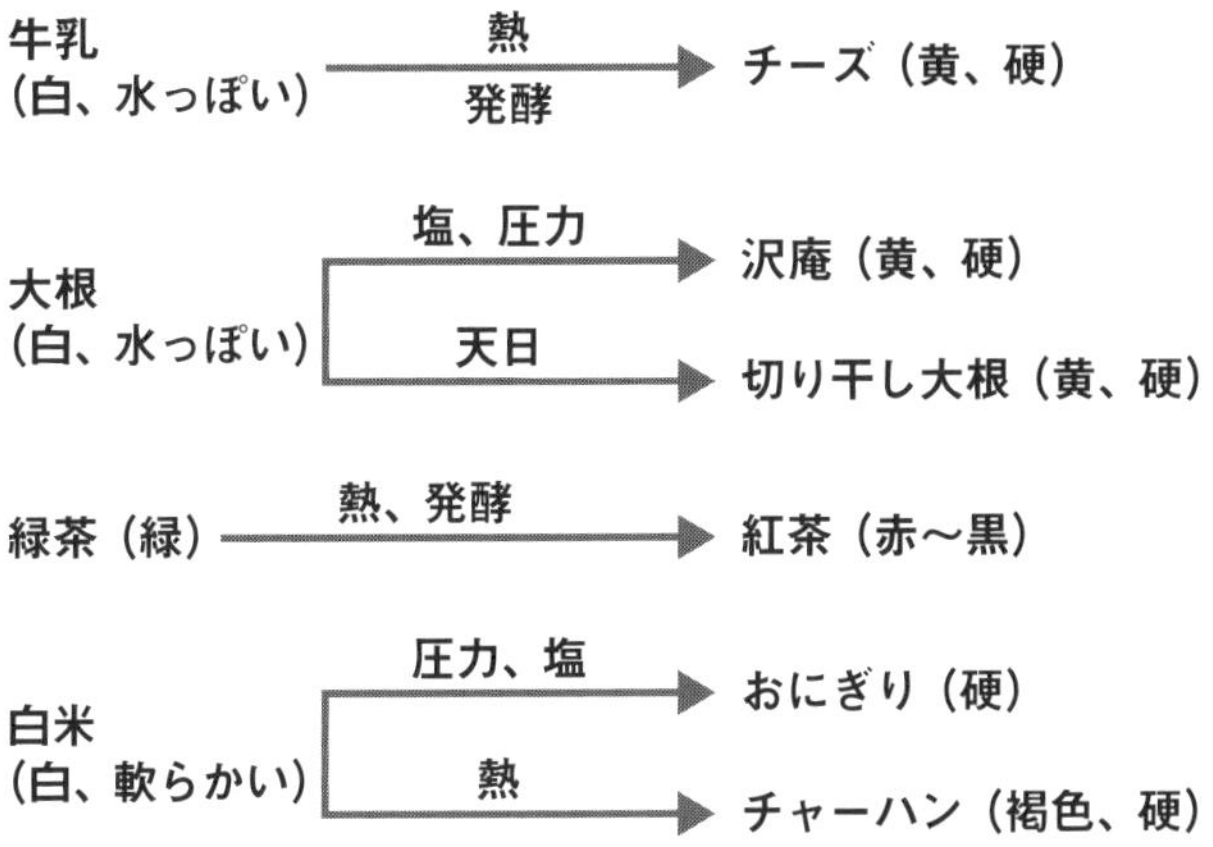

よって、同じような食物で同じ含有カロリーでも、外観の色の違いにより食べると体を冷やしたり、温めたりと、まったく逆の作用をするのである。

ただし、外観の色が濃くても、カレー（インド原産）、トマト（南米原産）、コーヒー（エチオピア原産）……など、熱帯～亜熱帯産の食物は体を冷やす。

なお、体を冷やす食物でも日光、熱、塩、圧力を加えたり、発酵させると体を温める食物に変わる。

(5)シャワーだけですます

湯船につかる入浴では10分もすると体温

は約1℃上昇する。しかも、内臓や筋肉の代謝も上昇し、さらに体温上昇がつづく。しかし、シャワーだけですます入浴では体表の汚れは洗い落とせても、体温を上昇させる効果はない。

よって、湯船に入る入浴とシャワー浴では、長年の間に健康のレベルに大きな差がつく。

7月、8月に脳梗塞（血栓）が多い理由

脳梗塞、心筋梗塞などの心血管系の病気をはじめ、ありとあらゆる病気が、12月、1月、2月に多発、悪化する傾向にある。気温、体温が下がり免疫力が低下するからだ。

気温、体温の低下は血管を収縮させ、血液の流れを悪くするので、高血圧、脳梗塞、心筋梗塞……などの心血管系疾患にとっては大敵である。

近年は、7月、8月に脳梗塞、心筋梗塞が多発する傾向にある。その理由として、西洋医学者は「夏は汗を多くかくので、脱水傾向になり、血液がドロドロになり血栓（梗塞）が起こる」と主張する。

50年くらい前までの日本には、エアコンなどなく、誰でも夏は現代人の5倍や10倍の大量の汗をかいていたものだ。しかし、当時、脳梗塞や心筋梗塞を発症する人はほとんどい

なかった。私はサウナ浴が好きで週2〜3回はサウナに行く。サウナ室では皆大量の汗をかいているが脳梗塞や心筋梗塞で倒れる人などこれまで一度もお目にかかったことはない。

よって、7月、8月に血栓症（脳梗塞や心筋梗塞）が多くなる理由として「発汗による体内、血液内の水分不足」というのは考えにくい。

宇宙の物体は冷やすと硬くなる。水を冷やすと氷になるし、食物を冷凍庫に入れると硬くなるように……。

よって、夏に多発する血栓という固まりができる最大の原因は「エアコン（冷房）による体の冷え」といってよい。

逆流性食道炎、胸焼け

胃酸の出すぎも原因は水分

「逆流性食道炎」とは、強酸性の胃液がアルカリ性である食道の粘膜に逆流してきて「胸焼け」が起こる病態だ。英語で「heart burn（心臓の焼ける感じ）」という。

これも水分を多く飲む人に起こる。

水分のために多くなった胃液が逆流してくる、それだけのことだ。

よって、対策は、

①不必要な水分は摂らない。

②運動、入浴などで体を温め、余分な水分を汗や尿で体外へ出す。

③胃腸のあらゆる症状は、その人の胃腸の力（消化・吸収力）に対して、飲食物が多いから起こる。よってよくよく噛んで腹8分以下の飲み食いをする。よく噛むとたくさん分泌される「だ液」は、最高の〝胃腸の薬〟である。

④キャベツ、大根おろし、山芋……は消化を促進してとくに、胃腸の不調に効くので、積極的に摂る。
⑤赤ワインは、アルカリ性なので好きなら、適量を食前酒として飲む。
⑥西洋の化学薬品は、胃液の分泌を阻止することで「逆流性食道炎」に奏功するが不自然な側面もある。
桂枝（ニッキ）、良姜、牡蠣《ぼれい》（カキガラ＝カルシウムを多く含み、胃酸を中和する）より成る漢方薬の「安中散」は、「逆流性食道炎」の妙薬であるので、大いにお奨めできる。

二日酔（γ-GTP高値）

「アルコール」ではなく「水分」で酔う

西洋医学では「二日酔はアルコールが体内で代謝されてできる『アセトアルデヒド』によって起こされる一連の症状である」としている。

もちろんその通りであるが、漢方医学では二日酔は「水毒」ととらえている。

P24の「冷」「水」「痛」の三角関係図を見ていただきたい。

二日酔の時に出現する、嘔吐、頭痛、頻尿、下痢……などの症状が、水毒症状と完全に一致する。

考えてみるまでもなく、日本酒やワインの約85％、ビールの約93％が水である。

約633㎖のビールの大瓶を一晩で5本（約3ℓ）飲む人はたくさんいらっしゃるだろうが、真水を一晩で3ℓ飲めと言われてもなかなか難しい。上戸にとってはアルコールはとてもおいしいので、大量に飲めるわけだ。すると一緒に水分も体内に入ってきて水分過剰（水毒）を起こし、その排泄反応としての嘔吐（胃液という水分の排泄）、頻尿、下痢（水様便）が出現する。

サウナで発汗してアルコール（と水分）を抜いている人をよく見かけるが「二日酔」の対処法としては正解である。体内の余分な水分を汗や尿で排泄することができるのだから。

よって、宴会でアルコールをたくさん飲む羽目になるような時は、飲む前にサウナ浴をしたり運動したりして、体内の水分を排泄しておくのも二日酔予防の一助になる。

また漢方薬の「五苓散」を、アルコールを飲む前、飲んでいる途中、飲んだ後、翌日……と4回くらい飲むと、二日酔は90%以上の確率で防げる。

「五苓散」はすでに述べたように文字通り5つの生薬から成り、そのうち朮《じゅつ》（オケラの根茎）、茯苓《ぶくりょう》（マツホド＝サルノコシカケ科の菌核）、猪苓《ちょれい》（チョレイマイタケの菌核）、沢《たく》瀉《しゃ》（サジオモダカの根茎）の4つが利水（尿）剤であるからだ。

「五苓散」は、二日酔以外にも「下痢」「むくみ」「嘔吐」「腹痛」「頭痛」……に著効するが、石原式「冷」「水」「痛」の三角関係図を見ていただければ容易に理解できる。

γ-GTPと水分

血液による肝機能検査は、肝細胞や胆管の細胞から逸脱して血液中に流入してきた酵素の多寡を指標にして行われる。

肝細胞内の酵素であるGOT、GPT値が上昇している時は、肝炎、肝臓ガンなどにより、肝細胞が破壊、傷害されていると推測する。

一方、LAP、ALP、γ-GTP……などの胆管系酵素は、肝臓で作られた消化液の胆汁が十二指腸までに流れていく胆道（胆管、胆のう、総胆管）に炎症、結石、ガンなどが存在して胆汁の流れが悪くなると、血液中に多量に逸脱してきて値が上昇する。

GOT、GPT、LAP、ALP……などの値は正常なのに、γ-GTPのみ上昇している時は「アルコール過飲」との診断が下される。

γ-GTPのみ高値の患者に「あなたはアルコールの飲みすぎですよ」と医師が言うとたいていの人はニヤニヤしながら頭をかくものだ。

しかし、真顔で「私はアルコールは一滴も飲めません」という患者がいると、医師としては困り「胆のうやすい臓に異常があるかもしれませんので、エコー（超音波検査）をやってみましょう」ということになる。

エコーでも、胆のう、すい臓に異常が見つからないと医師は困り果ててしまう。

しかし、40余年の医師生活で私が気付いたのは、アルコールを飲まないのに、γ-GTPが高値の人は「お茶、水、コーヒー、炭酸水……等々をしょっちゅう飲んで水分過多（水毒）に陥っている人」ということである。

考えてみるまでもなく、ビールの93%、日本酒やワインの85%は水分なのだから、γ-GTPはアルコールではなく「アルコールに含まれる水分」で上昇してくるといってよい。

よって、アレルギー疾患、リウマチ、水太り、心不全……等々、漢方でいう「水毒症」の疾患で、γ-GTPが上昇してくることがしばしば観察される。

高コレステロール（動脈硬化）

血液がドロドロになる本当の理由

　動脈硬化の元凶といわれる総コレステロール値は219mg／dℓ未満が正常値とされる。最近は、総コレステロールの代わりに悪玉（LDL）コレステロール値（139mg／dℓ未満）を計る傾向にあるが……。今の医療現場では、総コレステロールやLDLコレステロールが219mg／dℓや139mg／dℓの値を越えると、すぐにスタチン製剤などの抗脂血剤が処方される。

　しかし、総コレステロール値が、350mg／dℓ以上、LDL値が、220mg／dℓ以上の驚くべき高値を示しながら、薬（抗脂血剤）も服用せず、平気で元気に過ごしている70歳代、80歳代の人がいらっしゃる。

　こういう人は、ほとんどが色白でフワッとした体型の「水太り」の人だ。「水太り」の人は、細胞間質や血管内などの細胞外液に水分を多くため込んでいる。

血液中には、水、タンパク質、コレステロールや中性脂肪などの脂質、糖の他、クレアチニン、尿素窒素、尿酸などの老廃物、ビタミンミネラル（ナトリウム、カリウム……などの電解質）、種々の酵素、ホルモン……それに、赤血球、白血球、血小板などの血球（固形成分）が含まれている。

よく「血液ドロドロ」「血液サラサラ」などという表現がされるが、多すぎると、ドロドロ血液を作る成分がタンパク質、コレステロール、中性脂肪、糖、赤血球、血小板……などである。

血液をサラサラにするのが「水分」であるとして西洋医学では、血栓症（心筋梗塞、脳梗塞）の予防に！と「なるべく多くの水分を摂るように」とすすめる。

しかし、血液はある程度の粘稠性《ねんちゅうせい》（ベタベタ、ドロドロ）がないと健常性は保たれない。水分が血液中に多くなりすぎると、血圧は上昇するし、血管壁の外に水分が出されて「むくみ」が生じる。

血液中のタンパク質が腎臓を通して尿に大量に捨てられ、低タンパク血症を起こすのがネフローゼ症候群である。

この時は、血液中のベタベタ、ドロドロ成分の「タンパク質」が血液中に少なくなり、

動脈硬化のサイン「老人環」

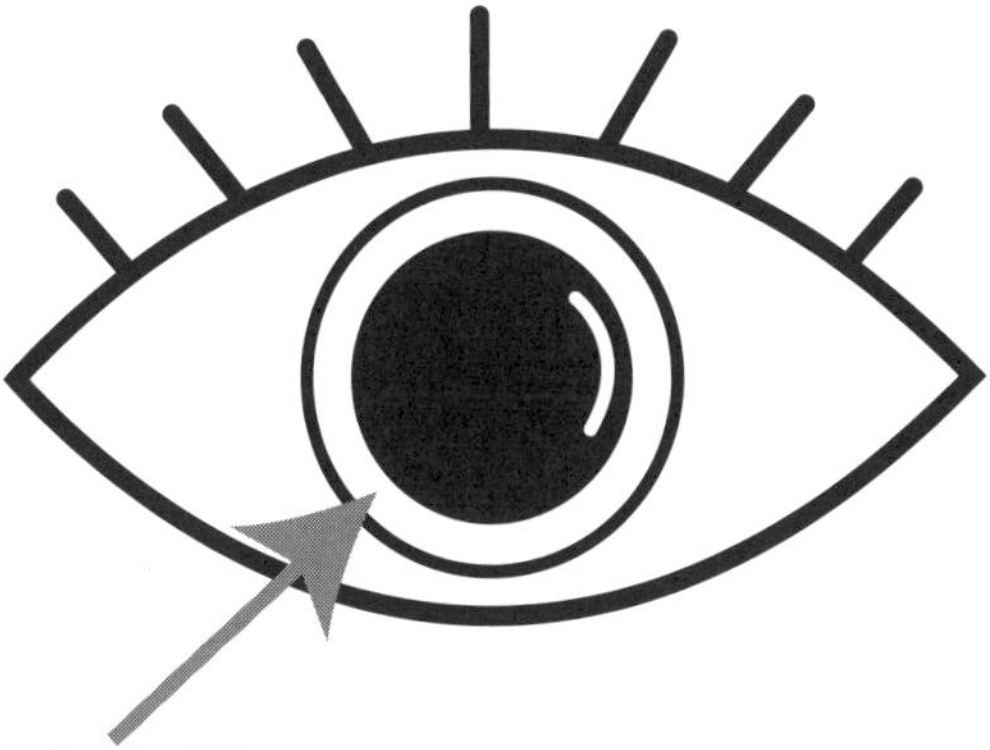

血液がサラサラになりすぎるので血管外へ血液中の水分が移動し「むくみ」を起こす。それと同時に血液中のコレステロール値が３００～４００㎎／dℓと驚くほど上昇してくる。つまり、血液の粘稠性を保つための反応である。

この現象と同様、血液中の水分が多い人は血液の粘稠性を保つために、コレステロールが増加してくると私は推測している。

もう50年近くも前の我々の医学生時代の診断学の講義で、眼の角膜の上縁に沿って表れる白色の輪は「老人環」（arcus senilis）といい、老化のサインであると教えられた。

後にこれは、コレステロールの沈着、すなわち動脈硬化を表す所見ということが明らかにされた。

総コレステロール値が３００㎎／dℓ以上の人の診察の時、眼に「老人環」が存在しない人は、コレステロール（ＬＤＬコレステロール）が動脈硬化などの有害な状態を惹起していないと判断し、私は「抗脂血剤」の服用をすすめないことにしている。

てんかん

水分の摂りすぎが血行を悪くする

「てんかん」は脳の神経細胞が電気的に過剰興奮する状態で、発作性に脳の機能障害が起こり痙攣や意識障害を伴う。

脳の腫瘍、炎症、外傷の他、尿毒症、急性熱性疾患など原因が特定されるもの以外の遺伝的、素質的な「てんかん」を、一般の人々は「てんかん」と認識しているようだ。

日本のてんかん患者数は100万人以上とされている。米国では「10人のうち1人は一生のうち、少なくとも1回のてんかん発作を起こす」という。

西洋医学では抗てんかん薬を半永久的に服用させるが、てんかんもちの若いお嬢さんの中には将来の就職や結婚の時に不利に働くのでは、と心配する人も少なくない。

漢方医学では「てんかん」に、わざわざ「水てんかん」と「水」を冠している。

水を飲みすぎると、体が冷えて血行が悪くなる。そんな状態で、寝不足、疲れ、ストレス……などが加わると、交感神経が働いて血管が収縮し、さらに血流が悪くなる。脳の血流が悪くなると、脳の働きが十分に遂行できず痙攣や意識障害を起こす。

私のクリニックへ通ってくる21歳の女子大生は2年前の大学1年生（19歳）の時、目の前がチカチカし、目の奥が痛くなって、突然てんかんの発作に見舞われて意識を失い、近くの精神神経科にかかって、抗てんかん剤や筋肉弛緩剤を処方され、その後服用を続けていた。20歳までに何回か発作が起こったが、発作の前兆として「目のチカチカ」と「目の奥の痛み」が必ずあるという。

この2つの症状は、目の中の「眼房水」という水分が多いことを表している。それはそのまま体内の水分過剰を表す。

また、発作が起こると全身の筋肉に力が入り、硬直、痙攣を起こす。これは、人体最大の産熱器官である筋肉に力を入れ、体熱を高めて脳をはじめ、全身の血行をよくしようとしている反応に他ならない。

この女子大生は、どうしても抗てんかん剤の服用をやめたいとおっしゃるので、まず家の中に1日いて安全な時にやめてもらうことから始め、余分な水分を出す「五苓散」、脳を含めて上半身の血流をよくする「葛根湯」を処方して様子をみることにした。その後は、薬をやめることができたが、試験中の寝不足、合コンでの飲み過ぎの時などに目がチカチカしてきたらすぐ抗てんかん剤を服用することにして事なきを得ている。

こう見てくると「てんかん」も「水毒」の一症状であると推測される。

熱中症

汗をかけず体温調節ができない現代人

「熱中症」は文字通り「熱に中《あた》る」という意味で、体の内外の「熱さ」によって引き起こされるさまざまな症状である。

つまり、「体内の熱産生が高まっても、外界への熱放射が困難な状態」で起こる。前兆として頭重、けん怠感、あくび、めまい、手足の運動障害が起こる。ひどくなると痙攣や精神錯乱を起こし、体温上昇（とくに40℃以上）をきたす。

熱中症は、炎天下の高温と直射日光が原因と考えられがちであるが、温度より影響があるのは、実は「湿度」である。

気温が30℃以下でも、湿度が60％を越えたら室内でも熱中症を発症することがある。

暑いと汗をかく。汗が蒸発するのに気化熱が必要で、この熱を体から奪う反応で体温が下がる。つまり、暑熱下での体温の調節をしているのは「発汗」と「気化熱」ということになる。

高湿度の環境下では、汗をかいても蒸発しにくいので、気化熱による体温低下が十分に起こらず「熱中症」になりやすいわけだ。

28℃の室内にいた人が「熱中症」で病院に搬送された、などというニュースを聞いて驚かされる。エアコンなどがなかった50年前までの日本の夏の室内外の温度は優に30℃は超え、35℃くらいのことも度々あった。しかし、熱中症にかかる人など皆無であった。

当時は、暑い時はいつも汗を大量にかいて、気化熱を奪い、体温を下げる反応を皮膚が活発に行っていたわけだ。

最近は、暑いと冷房の中に長い間滞在し、汗をかく機会を減少させて、結果的に体温調節能力が衰えているからこそ、28℃の室温でも発汗による体温低下が十分に起こらず、体内に「うつ熱」して、熱中症が生じるのである。

「熱中症の予防に、こまめに水を飲め」というのが、西洋医学の指導であるが「水を飲むことで体が冷える」という一面は期待できるものの、いくら水を飲んでも、汗をかかなければ、体温調節はうまく機能しない。

よって、熱中症を予防するには、日頃十分な運動をする、入浴、サウナなどを利用して発汗を促す訓練をしておく必要がある。

皮膚の内側にある「アクアポリン」と呼ばれる水分の通り道を活性化させると、汗の蒸発が促される。

この「アクアポリン」を活性化させる野菜として、カリフラワー、チンゲン菜、水菜、菜の花、大根……などの「アブラナ科」が推奨されている。

また、うどんやそばには七味唐辛子、ネギ、すりおろし生姜などの、発汗を促す薬味を多めに入れるとよい。

「熱中症」と思われる人がいたら、
(1)衣服をゆるめ、胸元を開き放熱を助けてやる
(2)日陰の涼しい場所に横に寝かせる
(3)うちわや扇風機で、頭や首など上半身を冷やしてやる
(4)冷水や冷水でしぼったタオルで頭や首を冷やす
(5)水分を補給してあげる
ことが必要だ。

ただ、血液、リンパ液、組成液……など人間の体液は「真水」ではない。よって、水分補給といっても、体液に近い「塩水」を補給する必要がある。それには、

①こぶ茶や自然塩一つまみを入れた緑茶、麦茶（冷たいもの）

②ナトリウム、カリウム、マグネシウムなどの「塩」が含まれているスポーツドリンク

③甘酒

甘酒の成分は体液と酷似しており、水分、塩分、糖分がバランスよく含まれている。

などで、水分を補う必要がある。

なお、非常に手前勝手な見解かもしれないが、毎年、熱中症で倒れる人が増えているのは、日本人の低体温化のせいかもしれない。体温が低いと、日頃汗をあまりかけず、体温調節能力が低下しているので、暑熱環境に対応できないで、熱中症にかかりやすい、ということになる。

体温が低下した要因としてP67に⑴～⑷をあげたが、その1つに「水分の摂りすぎ」がある。

つまり「水分の摂りすぎ」→「体温低下」→「体温調節能力の低下」→「熱中症にかか

りやすい」との見方もできるわけだ。

寝汗と水

昭和30（1955）年代までに猛威をふるった結核の代表的な症状の1つに寝汗があった。

結核にかぎらず重大な病気が潜在していると寝汗をかくことが少なくない。

「汗」はそもそも激しい運動、暑熱環境下での労働、入浴、サウナ……等々で、体温が上昇しすぎた時に気化熱によって体熱を奪い、体温を低くするための体の生理反応である。

しかし、寝汗は寝床の中で、運動もしていないのに出てくる。

しかも、午前3～5時の気温や人間の体温がもっとも低くなる時間帯に寝汗をかく人がほとんどだ。

この午前3～5時は魔の時間帯で1日のうちで一番多く人が死亡する時刻であるし、喘息の発作や潰瘍性《かいようせい》大腸炎の腹痛、アトピーの痒《かゆ》みも頻発する。不眠症の人が目を覚ますのもこの時間帯がもっとも多い。自殺する人が多いことも知られている。

体温が下がると、ありとあらゆる病気が発生しやすいし、最悪、死に至ることもあるのだから、体を冷やす余分な水分（水毒）を体温と気温が1日のうちでもっとも低くなる午前3～5時に体外に排泄して、体を温めようとする反応が「寝汗」である。よって、ストレスがかかり、副腎髄質からアドレナリンが分泌されて血管が縮んで血行が悪くなり、体温が低くなった時に出る「冷や汗」と「寝汗」は同じような意味を持っている。

いずれにせよ、日頃、水、お茶、コーヒー、炭酸水……などを不必要に摂っている人に寝汗は多い。たとえ、病気が潜在していなくても。

なお、「寝汗」をかく代表的な疾患として今の医学が注目しているのは「悪性リンパ腫」である。

少し動いただけで汗をかく人、食事中に大量に汗をかく人、手の平に汗が多い人の汗もこの「冷や汗」と同じだ。体内に水毒のある人で、寝汗と同様漢方の五苓散がよく効く。

うつ病

低気温、低体温と「うつ」の関係

「うつ」はハンガリー、フィンランド、スウェーデンなどの北欧の国々や、新潟県、秋田県、岩手県、青森県……など、北日本に多発する傾向がある。つまり「日照量の少なさ」と「低気温（＝低体温）」が背景にあるのはまちがいない。

自殺する人の90％は「うつ状態」か「うつ病」とされている。よって、自殺者の多い国、地域も右記と一致する。

漢方医学では「うつ」を改善する薬として「気を開く」作用のある「生姜」と「シソの葉」を含んだ「半夏厚朴湯」が2000年来、使われてきた。

「半夏厚朴湯」は「気分がふさいで、のど〜食道部に異物感（飲み込むことも吐くこともできない、何かつまった感じ）があり、ときに吐気、めまい、不安を伴う症状」に効くとされている。

「うつ病」「不安神経」「ヒステリー」「ノイローゼ」「自律神経失調症」「嗄声《させい》（しわがれ声）」「せき」……などに用いられる。

「うつ病」の人にこの「半夏厚朴湯」とP42で説明した「苓桂朮甘湯」を併用するとさらによく効く。「苓桂朮甘湯」は「茯苓」と「朮」で利尿（水毒をとる）を図り「桂枝（シナモン）」で血と気の流れをよくする作用がある。

「うつ」をはじめ精神疾患で悩んでいる人は、雨やくもりの日など、湿気が多い日に症状が悪化する傾向にある。つまり「水毒」の病気でもあるという証左である。

また、午前中は不調で午後は少し改善するというのも特徴だ。つまり、体温、気温の低下で悪化する「冷え」の病気でもある、ということだ。

「うつ病」の患者さんには、この他「すりおろし生姜」を味噌汁、納豆、豆腐、うどん、そば、煮物、醤油……などにご本人が「旨い」と思う量入れて食べてもらい、さらに熱い紅茶に、黒糖かハチミツを「旨い」と思う量を入れて1回3杯以上飲んでもらうことにしている。

さらに、P69の表に示した、「青・白・緑」の体を冷やす食物は控え、「赤・黒・黄」の体を温める食物を積極的に摂っていただき、入浴、サウナ、岩盤浴などで体を温めていただくことにしている。

また、ウォーキングはじめ、筋肉運動をすすめている。筋肉を動かすと筋肉細胞から「テストステロン」というホルモンが産生分泌され「自信がつき、うつが改善する」ことがスポーツ生理学での研究で明らかにされている。

アメリカの心理学者、マダックス博士は「筋肉運動に勝るうつ病の薬はない」とまで言い切っている。

悲しみと涙（水）

悲しい、つらい、苦しい、くやしい……など、心身に負担（ストレス）がかかると、思わず涙が出てくるものだ。

ストレスは、副腎髄質を刺激してアドレナリンの分泌を促し、その結果、血管が収縮して血流が悪くなる。血流が悪くなると体が冷えて、免疫力が低下し、ありとあらゆる病気に罹患しやすくなる。

よって、涙という水分を出して、体を温めようとするわけだ。

某新聞の健康相談コーナーに「彼氏にふられました。この悲しみをまぎらすためにどうしたらよいでしょうか」というような20歳代女性の投書が載ったことがある。回答をした精神科医は「とにかく、泣いて、泣いて、うんと涙を出すことです」と喝破していたが正解だろう。涙（水分）を体外へ捨てると体が温まり、オプチミスティックOptimistic（楽観的）な考えができる筈だからだ。

多分、本著を読まれている方はほとんどがご存じないと思うが、昭和6（1931）年の藤山一郎さんの大ヒット曲『酒は涙か溜息か』の1番の歌詞は、

「酒は涙か溜息か　こころのうさの捨てどころ」

である。

涙もため息も、体外へ出す「排泄現象」は、リラックスの神経といわれる副交感神経が働くことによって行われる。よって、心身ともにリラックスできるし、涙を出すことで体が温まり、さらにリラックスでき、心の憂さ（ストレス）がとれるのである。

むくみ

点滴と水分

日本の病院では、重症の患者が食物の摂取がままならなくなると、24時間連続の点滴で水分と栄養を補給して延命を図る治療がなされる。

その時、往々にして表れる症状が下肢や上肢のむくみ、それに多量の喀痰《かくたん》である。痰がのどに詰まると窒息するので器械を使った吸引が頻繁に行われる。

むくみは「水」そのものであるし、多量の水様の喀痰も水毒の症状である。

点滴で体内に大量の水分を補給し、その水分を完全に排泄できないほど腎機能が落ちていると、水分は皮下（むくみ）、肝臓（うっ血肝）、肺胞（肺水腫）などにたまっていく。空気を吸い込む肺胞という袋に余分な水分がたまるのが肺水腫である。その水分を体外へ出そうとして気管支を通して、うすい痰が出てくる。吸引の度に患者さんが苦しそうな顔をするのは見ていて気の毒である。またこの点滴により、胸水や腹水のある患者さんはその「水」の量が増え、苦しさが増すことも少なくない。

こうした症状はすべて「水分過剰」(水毒)からきている。

こうした状態では、血液中の水分も多くなっており、血圧も上昇するし、心臓に負担がかかり、心不全を招来しやすくなる。肺水腫、心不全で患者さんは益々苦しくなる。

典型的な「医原病」の1つといってもよかろう。

腎虚(老化)

高齢者の口の渇きは生命力低下のサイン

古代ギリシャの哲学者アリストテレスが「老化とは乾燥への過程である」と喝破している。確かに、水分が体重の60%以上を占める赤ん坊に比べ、老人は50%前後と少なくなる。よって、肌、髪の毛など外から見える部分はもちろん、体内の臓器も水分減少により、潤いがなくなってくる。

よって、「高齢者は、脱水になりやすいので、こまめな水分補給を……」という指導が西洋医学ではなされる。

60歳もすぎると「口が渇く」「のどが渇く」という症状を訴える人が多くなる。しかし、こうした症状は、体内の水分が不足しているから起こる症状ではない。

体内の皮下、副鼻腔、涙嚢《るいのう》、胃袋、腸管などの袋やくぼみ……つまり、細胞外には余分な水分がたまっているのに、肝腎の細胞内に十分な水分が届けられていないので、60兆個の細胞から「水をくれ」という「口渇」のサインが発されているのである。

体内の水分調節をしている臓器が腎臓であるが「細胞外に水分がたまっている」「細胞内には水分が不足している」というのは、年齢とともに落ちてくる腎臓の働きの低下の仕業である。

人間は年をとってくると腰や膝の痛み、足のむくみやこむら返り、(夜間)頻尿、インポテンツ……など腰より下の下半身の症状が出現する。それと同時に、老眼、白内障、疲れ目、耳なり、難聴なども並行して表れることが多い。下半身の力と、目や耳の力は比例しているからだ。

こうした症状が出現する頃は、尻の筋肉が垂れ下がり、太ももの筋肉は細く衰えてきて、

水分の摂りすぎで下半身が冷え、のどが渇く

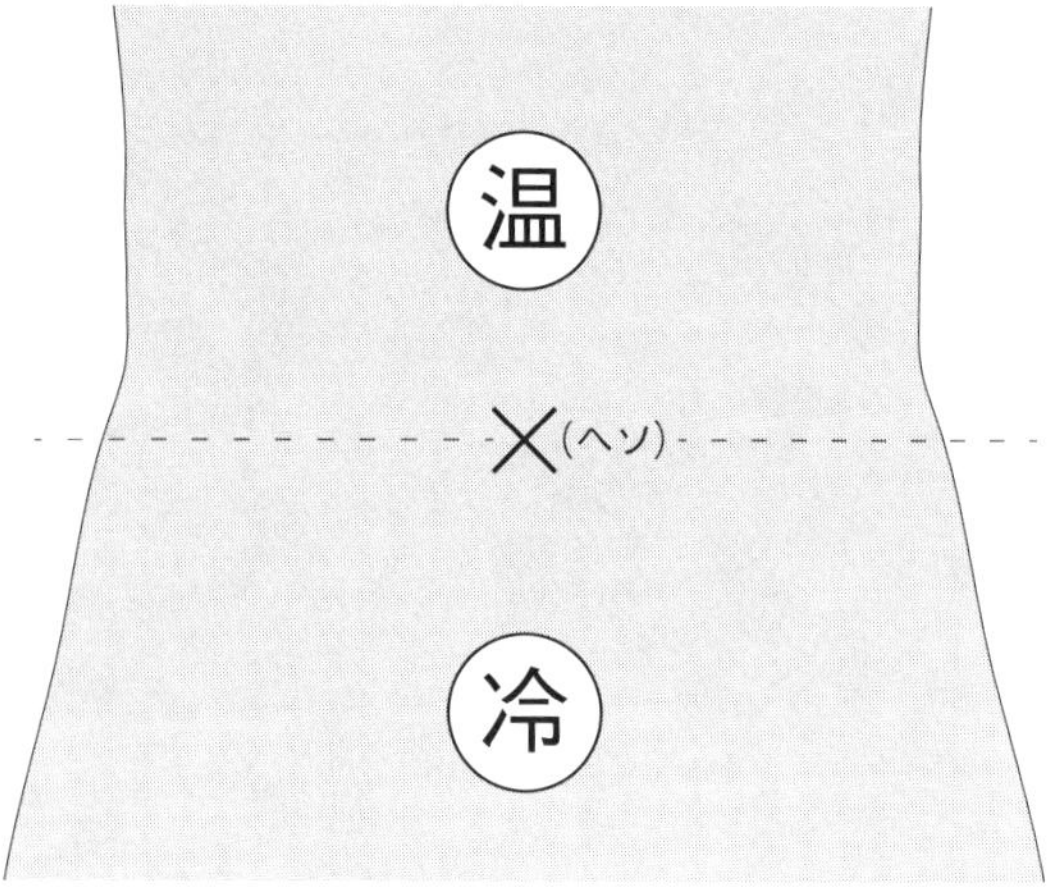

下半身が寂しく、たよりなくなる。

こうした状態を漢方医学では「腎虚《じんきょ》」という。漢方医学の「腎」は西洋医学の「腎臓」も含めた生命力そのものをいう。よって腎虚＝生命力の衰え＝老化＝足腰の筋力低下……といってよい。

よって、「腎虚」＝「老化」を防ぐには、よく歩く、スクワットをする、テニスはじめ数々の運動に勤《いそし》む……など下半身の筋力を鍛える必要がある。

また、人間の下半身に相似する「植物の根」であるゴボウ、人参、レンコン、ネギ、玉ネギ、山芋……を常食するとよい。

「足腰の痛み・むくみ・冷え・しびれ・こむら返り、頻尿、インポテンツ、老眼、疲れ目、

耳なり……」等々の老化の症状に効く「八味地黄丸《はちみじおうがん》」は8つの生薬より成っており、そのうち5つまでが山芋（山薬《さんやく》）を中心とした「根の生薬」である。

「八味地黄丸」のことを「腎気丸」ともいう。

八味地黄丸は「腎」（腎臓はじめ生命力）を強くするので、口渇、頻尿をはじめ、上記の腎虚による症状に効く。

よって、高齢者の口渇に対して、やみくもに水分を補給させると、みの氏と係争中のAさんの如く、心不全に陥る。

八味地黄丸を服用したり、キンピラゴボウ、とろろそばを常食にし、また、下半身の筋肉運動を励行して腎の力を強くし細胞外液にたまっている水分を細胞内液に送り込んでやる必要がある。

生理不順、生理痛、不妊症

子宮や卵巣への血流をよくすれば改善

女性は、男性に比べ、下半身太り（大根足、下腹ポッコリ）の人が多い。
しかも、腹部の触診で気付くことはまるで臍《へそ》の高さに横線でも引いてあるように、臍の上は温かいのに、臍の下は冷たい人がほとんどだ。

ということは、臍の高さから、下肢、足に至るまで、女性は冷えている人が多いことを意味する。しかも、下半身太りの下は、臍より下がフワーッと膨らんでいる。これは水の成せる業だ。

ビニール袋に水を入れて、上から吊り下げると下方が膨らむのと同様に、臍の下の下半身に水分が貯溜しているため、下半身が太くなる。また、水は「冷却水」としても働くので、下半身が冷たくなる。

下半身が冷たくなると熱や気、血が上へ突き上げられる

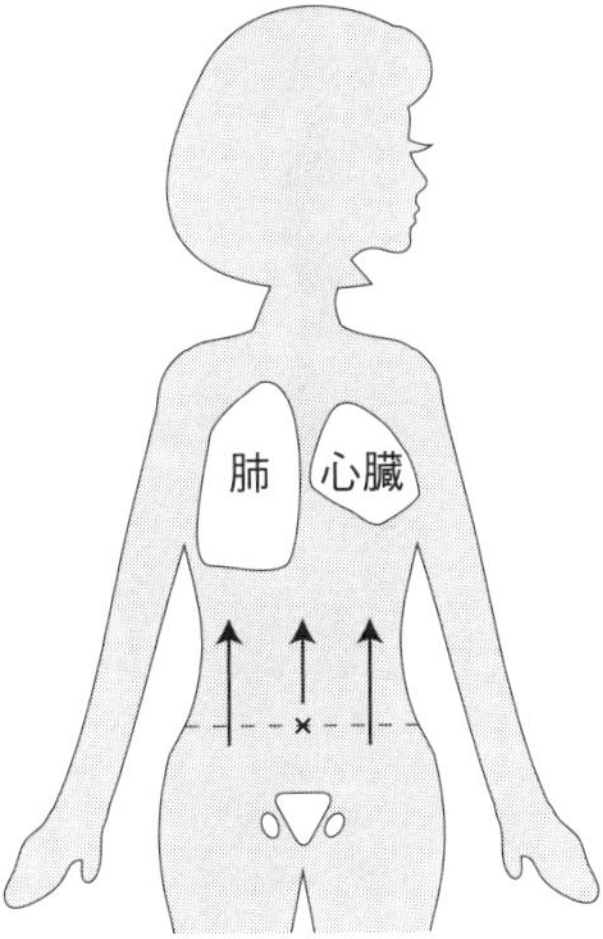

その結果、下半身に存在する熱や気や血が上方に突き上げられていく。

よって、心臓はドキドキし、肺は圧迫感から息苦しさを生じ、顔が赤くなり、イライラ、不満……などの症状が出現する。

これを、漢方医学ではひっくるめて「昇症（のぼせ）」という。

臍より下は冷えているので、そこに存在する子宮や卵巣への血流が悪くなる。

人体のあらゆる臓器は、血液が栄養や酸素を運んでくることで、その臓器特有の働きを遂行している。

よって、子宮や卵巣への血流が悪くなると、その働きが悪くなり、女性ホルモンの

産生分泌が不足して、生理不順、生理痛や不妊症、更年期障害……などが出現する。

また、冷たい所には、水分も貯まりやすくなり、卵巣のう腫（卵巣の中に漿液という水分の貯溜）を患ったりもする。

こうした女性の不調・病気の予防・改善には、
①汗や尿の出をよくする食物（P120）、飲物（P110）を積極的に摂る。
②下腹部にハラマキを常時着用する。その上からカイロをあてるとなおよい。
③ウォーキング、スクワット、かかとあげ、ももあげ運動などで下半身の筋肉を鍛えて、下半身の血流をよくする。
④全身浴のあと半身浴をする。
などを励行されるとよい。
⑤なお漢方薬は、色白でポッチャリした体力のない人には「当帰芍薬散《とうきしゃくやくさん》」、体力中等度の人には「桂枝茯苓丸《けいしぶくりょうがん》」が効く。

ホット・フラッシュ（更年期障害）

発汗は水分のたまりすぎから

閉経前後の女性は、肩こり、頭痛、めまい、耳なり、不安、不眠、動悸……等々の「不定愁訴」「自律神経失調症に似た症状」で悩み、苦しむ人が少なくない。

「不定愁訴」「自律神経失調症」はP40、P43で述べた通り「水毒」の症状である。

人間は赤ちゃんという赤血球が多く、体温が高い状態で生まれ、年齢とともに段々と体温が低下していき、白髪、白内障、白斑が出現する「白ちゃん」になって死んでいく。

体温が高い赤ちゃんの肌や体は軟らかく、体温が低くなる中高年〜老年期になると肌も乾燥し、筋肉も硬くなり、立居振舞いが、ぎこちなく、硬くなる。当然、体内でも「冷え」「硬さ」による症状である動脈硬化、血栓症（心筋梗塞、脳梗塞）、癌（疒の中の〝嵒〟は岩の意）などという、硬くなる病気を患うことになる。

女性の更年期とは、この体温低下が急激に、顕著に表れる期間である。それ故、体は、上半身を熱いと感じさせて、発汗（ホット・フラッシュ）を促し、余分な水分を捨てて、体を温めようとする反応をする。

「発汗する」ということは、水分がたまっていることを意味している。

よって、「ホット・フラッシュ」や「更年期障害」の本当の要因も〝水毒〟と〝冷え〟ということになる。

「ホット・フラッシュ」には、漢方薬の「苓桂朮甘湯《りょうけいじゅつかんとう》」（P42）と「加味逍遥散《かみしょうようさん》」を組み合わせるとよく効く。

「加味逍遥散」の構成生薬のうち「薄荷《はっか》」と「山梔子《さんしし》」（クチナシの実）は、上半身の熱を冷ますが、白朮（オケラ＝キク科の根茎）、茯苓（マツホド＝サルノコシカケ科の菌核）芍薬（シャクヤクの根）の3生薬は、利水剤（尿の出をよくする薬）であることからも「ホット・フラッシュ」「更年期障害」に水毒が強く、深く関係していることがうかがえる。

緑内障・近視

潤んだ瞳は要注意

目の水晶体（レンズ）の中に存在し、レンズの洗浄をしている「眼房水」という水分がある。これが多くなりすぎると、眼球は大きくなり光の屈折率が増加して近視になる。近視も一種の水毒である。目が大きくて、潤んだようなきれいな瞳をもつ人に限って近視が多いのは、これから納得がいく。

眼房水の流れ（排出）が悪くなると、眼房水がレンズ内にあふれて眼圧が上がり、視野も狭窄《きょうさく》してくる。これが「緑内障」である。

緑内障の時、「まぶしい」とか「目の奥が痛い」という症状を訴える人が多く、ひどくなると「嘔吐する」のは、緑内障が水毒症（冷・水・痛の三角関係図を参照のこと）である証左である。よって、緑内障も水分を不必要に摂る人に起こりやすい。

43℃くらいの湯にタオルをつけて軽くしぼり、両目をつぶって両目、鼻に温湿布を1回に3〜4分、1日2〜3回、試すと緑内障が改善する人がいらっしゃる。やってみる価値は大いにある。

水虫

湿っているからカビがはえる

水虫は「白癬菌《はくせんきん》」というカビ（真菌）によって起こる。よって、日頃、やたらと水分を多く摂り、その結果、汗を多くかき、指と指の間がいつも湿っぽく、白癬菌が増殖するのに、絶好の環境をもっている人に起こってくる。

「水虫」の治療には、手や足の指など患部の水分を乾いたタオルで十分に拭きとったり、火傷に注意してドライヤーで乾燥させることなども大切であるが、まず余分な水分を摂りすぎないことこそ肝要である。

「水虫」とは、原因と病態を正確に表現している、実に「言い得て妙」の病名だ。

Part 3

体内の「水毒」を追い出す飲み方、食べ方、暮らし方

水分の正しい摂り方

息を吸い込み続けると5秒もすると苦しくなる。息を吐き続けると、段々と気分がよくなり、10秒近くも吐き続けることができる。

大便も小便も、出す時は、気分がとてもよいものだ。

お風呂、温泉、サウナ、運動などで汗をかく時も、気分が爽快になる。

排泄、分泌現象は、リラックスの神経ともいわれる副交感神経が働くことによって、促進されるからだ。

食べすぎると、眠くなるし、時によっては吐気、下痢を催す。排便をきちっとしてから、食べる食事は旨い。水分も、汗や尿を出してから摂るとおいしい。

日本人の死因の2位（心筋梗塞）と4位（脳梗塞）が血栓症なので、「血液をサラサラにするために水分は、こまめになるべく多く摂るように」と医学的指導がなされている。

とくに、老人は、「脱水症状」を感じにくいので、あらかじめ、水分を摂るように……とされている。

しかし「脱水」というのは、滅多なことでは起こらない。

激しい下痢や嘔吐、長時間の運動や労働（とくに暑熱下）での大量の発汗、何日間もの飲食物の制限、大出血……などの時「脱水」状態が発生する。症状としては、激しい口渇（のどの渇き）、皮膚、粘膜の乾燥、血圧の低下、衰弱感、精神障害……などが起こる。その前に、小便がほとんど出なくなる。よって、「脱水」はめったに起こる症状ではない。

しかも前にも述べたように、「血栓」は、水分をたくさん摂れば、防げるというものではない。

胃腸から吸収された水分は、血液に入っていくが、多いとすぐ、尿として腎臓から捨てられる。その時、血栓の〝材料〟である赤血球、血小板、コレステロール、タンパク（フィブリン）などが尿と一緒に出されることはない。

36・5℃前後の「温かい体内」で血栓という「硬まり」ができるのは、体が冷えているからに他ならない。

水を冷やすと氷になるように、宇宙の物体は冷やすと硬くなる。冷却水という言葉があるように体内に余分な水分があると冷える。あらゆる物質は冷えると硬くなる。よって、血液をサラサラにするためと飲んだ余分な水分が、体を冷やし、逆に血栓を作る危険性だってあり得るわけだ。

水分を摂るなら「紅茶」が一番

今まで述べてきたことから、おわかりになるように、水分を摂るなら、

(1)体を温める水分。

(2)尿（できれば、汗も）の出をよくする水分が理想的である。

その点、水、緑茶、麦茶、コーヒーは体を冷やすので〝NG〟だ。なぜなら緑茶は熱帯のインド原産で、体を冷やす緑色をしている。麦は漢方では「涼性」つまり体を冷やす性質があるとする。夏に、麦で作るビールが旨いのは、体を冷やしてくれるからだ。コーヒーは、色が濃くても、南方のエチオピア原産だから、体を冷やす。

ただし、緑茶やコーヒーには、抗酸化作用をもつ、健康によい成分が一杯入っている。よって、緑茶は梅干しや1つまみの自然塩と一緒に飲むとか、コーヒーは体を温めてくれるシナモンの粉末を加えて飲むとよい。

しかし、何といっても体を温め、利尿効果も強力な水分は、紅茶である。

紅茶の効能

緑茶や紅茶などお茶の成分は、約200種類くらい明らかにされているが、とくに、

・カフェイン……苦みのもと
・カテキン………渋みのもと
・テアニン………旨みのもと

が有名である。

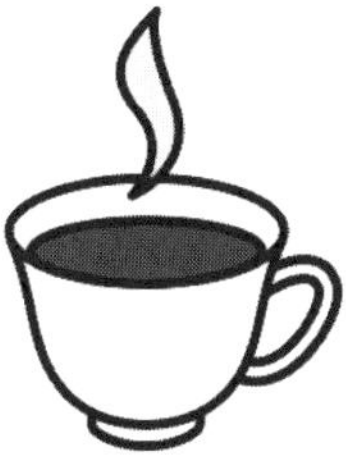

(1)カフェインの効能

①強心作用…血管を拡張し、心筋への血流を多くして、強心効果を発揮。
②利尿作用…強心効果により、腎血流も増加し、尿の生成、排尿が促される。
③抗アレルギー効果　など。

(2)カテキンの効能

カテキンは、化学名を「フラバン・3・オルス」といい、ポリフェノールの一種だ。

①抗菌作用　②抗ウイルス作用　③抗ガン作用　④抗酸化作用　⑤免疫力増強作用　⑥抗アレルギー作用　⑦血小板凝集抑制作用……血栓症（心筋梗塞、脳梗塞）を防ぐ　⑧抗潰瘍作用　⑨糖・脂質代謝の促進作用　⑩消臭作用　⑪抗毒素作用

など多岐にわたる。

(3)テアニンの効能

①腎機能を促し、利尿効果を高める。

②気分をリラックスさせる。

③血圧を下げる。

④アンモニア、尿素の代謝を促して疲労をとる。

よって、緑茶・紅茶の両方ともに、「尿の出をよくする」作用と「脂肪代謝をよくして脂肪の燃焼を促し高脂血症を防ぎ、血小板の凝集を抑制して、血液をサラサラにする」作用がある。

しかし、重要なことは、紅茶の色が赤・黒と濃色である点だ。

P70で説明したように、赤・黒・黄の色をした食物は体を温める。

茶葉をしなびさせながらよく揉み、茶葉中の酸化酵素（ポリフェノール・オキシダーゼ）の働きで発酵させると、カテキン類が酸化されて、「テアフラビン」（赤色）や「テアルビジン」（褐色）に変化し、特有の色調と香気をもった紅茶ができ上がる。

「テアフラビン」「テアルビジン」には、

①インフルエンザウイルスをやっつける。

②ブラジキニン（炎症による痛みを起こす物質）の働きを抑えて、痛みを軽減する。

などの働きが知られているが、最大の長所は体を強力に温める作用を有していることである。

よって「紅茶」は、「体を温め、利尿作用により、体内の水毒を追い出し、しかも、血液をサラサラにする」作用がある理想的な飲み物である。

紅茶に「生姜」を加えると、鬼に金棒

「血液をサラサラにするために……」という目的などで水分を無理に摂り、十分に汗や尿

で排泄できないと、体内に余分な水分がたまり（水毒）、肩こり、頭痛、めまい、耳なり、フワーッとした感じ、不安、不眠、動悸……などの不定愁訴（西洋医学では「自律神経失調症」と診断されることが多い）をはじめ、最悪の場合、「心不全」に陥ることを、本著で述べてきた。

雨にぬれると体が冷えるように、体内の余分な水分は、体を冷やし、冷えからくる免疫力低下による感染症、ガン……などの要因にもなりかねない。

よって、体を温め、しかも、発汗、利尿作用に優れた「紅茶」が水分を摂取する上で一番推奨される。熱い紅茶に、ご本人が旨い！と思われる量の「すりおろし生姜」（または粉末生姜）と「黒糖またはハチミツ」を加えて作る生姜紅茶は、さらに、健康効果が高い。

生姜は、我々、医師が使う漢方薬の約60～70％に構成生薬として配合されており、「生姜なしには、漢方は成り立たない」とさえ言われている。

英語で生姜は「ginger」であるが、英和辞典を引くと、

Ginger：

（名詞）生姜、意気軒高、元気、気骨、ぴりっとしたところ

（動詞）生姜で味つけする、活気づける、鼓舞する
とある。
このように洋の東西を問わず、健康効果が認められてきた「生姜」は、薬理学的には次のような効果があることが、確かめられている。

①体を温める……血管を拡張して血流をよくして体を温める他、副腎髄質を刺激してアドレナリンの分泌を促し、体内60兆個の細胞の働きを活性化して、体を温める。
②強心・利尿作用……心筋を刺激し、心筋の収縮力を強めることにより、腎血流を増やして、腎機能を高め、排尿量を増加させ、体内の余分な水分（水毒）を排泄する。
③血液凝固を抑制する……血小板の粘稠性《ねんちゅうせい》（ねばり気）を抑えて、その凝集を抑制して血栓を防ぐ。つまり血液サラサラにする。
④血液中のコレステロールを低下させる

③～④の作用は、西洋医学が「水分摂取の効能」として主張する血液をサラサラにする効果である。

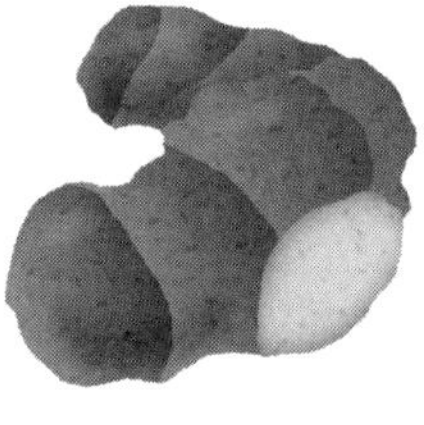

こうした、生姜の効能は辛味成分のジンゲロン、ジンゲロール、ショーガオールに負うところが多い。

体を温める力は生姜に熱を加えることで、ジンゲロールがショーガオールに変化することで倍増するので、「熱い紅茶」にすりおろし生姜（または粉末生姜）を入れて飲むとよいのである。

他に、「生姜」の効能として、

⑤免疫力増強　⑥血圧降下　⑦消化力促進　⑧鎮吐　⑨抗潰瘍　⑩抗菌・抗ウイルス・抗真菌　⑪発汗、解熱　⑫鎮痛、消炎　⑬解毒促進　⑭抗酸化　⑮抗ガン

などの作用が知られている。

「すりおろし生姜」を味噌汁、納豆、豆腐、煮物、うどん、そば、醤油……などに「旨い！」と思われる量を加えて食べると、病気知らずの毎日が送れるはずだ。

生姜の飲み物　ベスト3

生姜紅茶

（材料）

ひね生姜…10g（親指大）、紅茶、ハチミツまたは黒糖……適量

（作り方）

カップ1杯の熱い紅茶に、生姜のしぼり汁（または、市販の生姜粉末）を小さじ1～2杯と、一番おいしいと感じる量のハチミツまたは黒糖を入れる。

（効能）

◎冷え性、むくみ、肥満、初期の風邪、気管支炎、肩こり、痛み（頭痛、腹痛、関節痛）、高血圧、メタボ（高脂血症、糖尿病）、痛風、脂肪肝、血栓症（心筋梗塞、脳梗塞）の予防、改善などに奏功《そうこう》する。

◎体を温め、体内の余剰栄養素（糖、脂肪、コレステロール）や老廃物（尿酸、乳酸、ピルビン酸……）の燃焼、排泄を促して右記の病気や症状に効く。

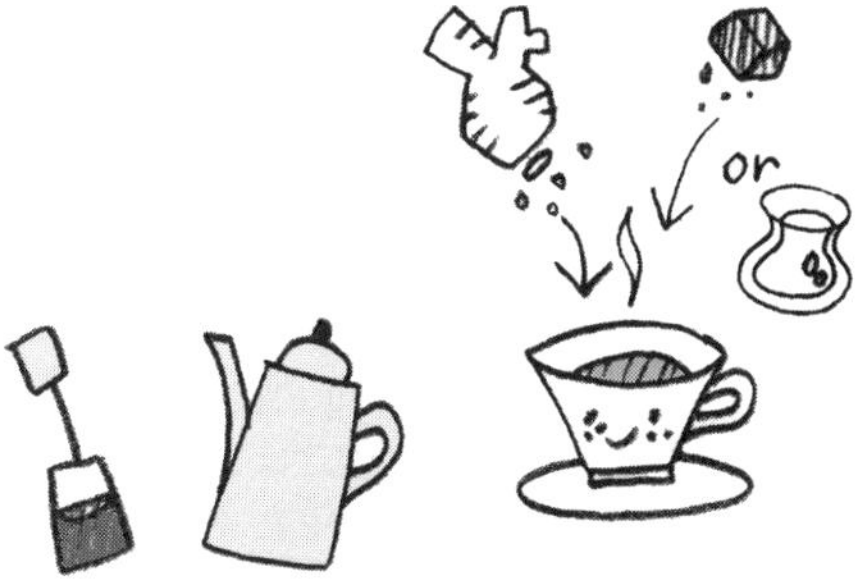

体温を上昇させて大小便の排泄をよくして健康を増進させ、あらゆる病気の予防、改善に役立つ生姜紅茶を、毎日2〜4杯を目途に愛飲されるとよい。きっと「病気知らず」の健康体になれるはずである。

この20年間（年間100回以上）新聞や雑誌の取材を受けるたびに、生姜紅茶の効能を宣伝した結果、今の生姜ブームが到来したと、自負している。

私が考案したものばかりと思っていたが、インドでは古くから、生姜紅茶が愛飲されていたようだ。

体を温め、強心利尿作用をもつ「紅茶と生姜」を組み合わせ、さらにすぐにエネルギーになる自然の糖分やビタミン、ミネラルが存分に含まれるハチミツや黒糖を加えることで醸し出される相乗効果が、右記の効能をもたらす、と考えられる。

生姜湯

（材料）

ひね生姜…10ｇ（親指大）、黒糖やプルーン、ハチミツなど……適量

（作り方）

生姜をすりおろして、紅茶こしに入れ、湯飲み茶碗1杯の熱湯を上からかける。

生姜をこした湯に、お好みで、ハチミツ、黒糖、プルーンなどを、自身が一番おいしいと感じる量を入れる。

※クズ粉を少し加えると、保温・発汗・健胃作用がさらに増す。

（効能）

初期の風邪、肩こり、頭痛、腹痛、食欲不振、冷え性、疲労に効く。長く、日本の民間療法の代表「薬」として用いられてきた。

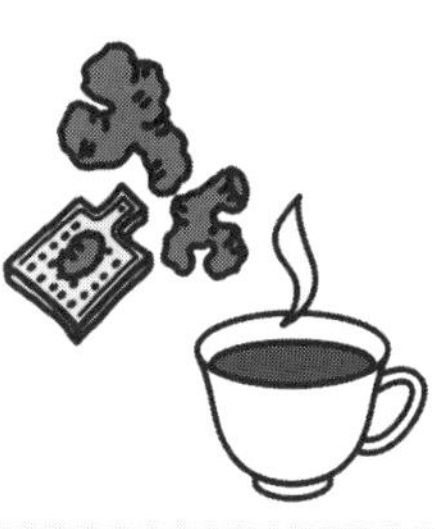

梅醤番茶《うめしょうばんちゃ》

（材料）

梅干し…1個、ひね生姜…10ｇ（親指大）、醤油……小〜大さじ1杯、番茶

（作り方）

梅干し1個を湯飲み茶碗に入れて、箸でつついてよくつぶし、種子は取り去る。醤油を小〜大さじ1杯（自分がおいしいと感じる量）を加えてよく練り合わせる。

すりおろした生姜のしぼり汁を5〜10滴落とした後、熱い番茶を注いで、湯飲み1杯にし、よくかき混ぜてから飲用する。

（効能）

下痢、腹痛、吐き気、食中毒、胃腸病、便秘、食欲不振などの消化器症状には著効を呈する。風邪（特に胃腸の症状を伴うもの）、婦人病（生理痛、生理不順）、冷え性、疲労、低血圧にも奏効する。

体内に余分な水分をため込まない食事法

(1)体を温める食物を積極的に摂る

運動や入浴、サウナ浴等々で、体を温めると、汗が多く出てくるのは、誰しも経験しているところであるが、しばらくすると、尿の出もよくなる。また、次の日は、大便の排泄も多くなる。

つまり、体を温めると、体内のあらゆる臓器の血行がよくなって温まるので、働きが活性化するからである。

腎臓、膀胱の働きが活性化すると、尿の生成・排泄がよくなるし、大腸・直腸の働きが活性化すると、大便の排泄がよくなる。

つまり、体内の余分な水分（水毒）を体外へ排泄するには、P69で示した、体を温める陽性食品を積極的に食べるとよい。

(2)利尿作用の強力な食物を摂る

①小豆

含有成分のサポニン（ポリフェノールの一種）が強力な利尿作用を発揮する。

よって、日頃、アンコ（菓子パン）、赤飯（米に1〜2割の小豆をいれて炊く）、おしるこなどを積極的に食べる他、

「ゆで小豆」や「小豆コンブ」を作って食べる。

❶ゆで小豆
〈材料〉小豆＝50g、水＝600cc（1人分、1回量）
〈作り方〉
㋑よく洗った小豆50gを鍋に入れる。
㋺水600ccを加えて、小豆が軟らかくなるまで、約30分煮つめてでき上がり。
〈用い方〉汁だけ飲んでも汁と一緒に小豆を食べても、利尿効果抜群である。

❷小豆コンブ
〈材料〉小豆＝50g、コンブ、自然塩＝適量
〈作り方〉
㋑小豆50gと刻んだコンブ適量を、多めの水に入れる。
㋺時々、水を加え、十分に小豆が軟らかくなるまで煮る。
㋩好みの量の自然塩を加えて食べる。

なお、漢方では、小豆の生薬名を「赤小豆《せきしょうず》」といい、心臓病、腎臓病、むくみ、便秘に処方されている。

よって、「ゆで小豆」「小豆コンブ」を心臓病、腎臓病の人は、大いに利用されるとよい。

②キュウリ、スイカ

キュウリとスイカはウリ科の植物で「カリウム」や「イソクエルシトリン」という利尿作用の強力な成分が含まれているため、心臓病、腎臓病、高血圧、水太りなどに用いると大変効果がある。

❶人参2本（約400g）→240cc
リンゴ半個（約150g）→120cc
キュウリ1本（約100g）→80cc
計440cc（コップ2・5杯）

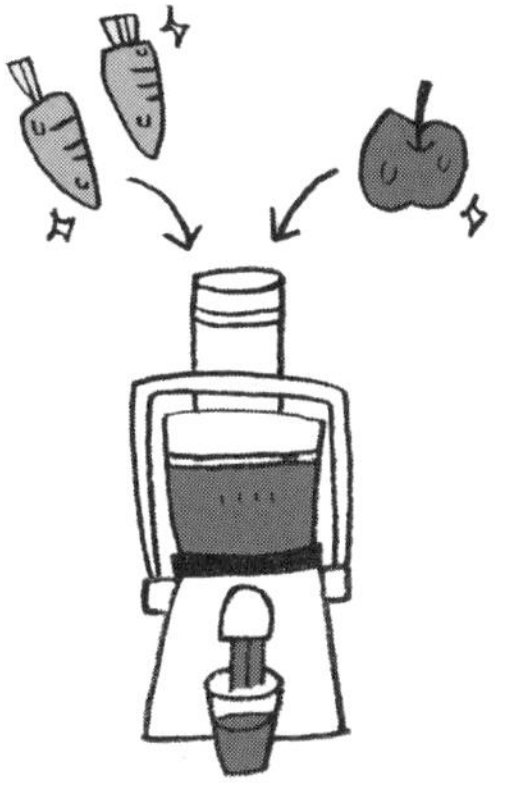

右記の人参、リンゴ、キュウリを刻んでジューサー（ミキサーではない！）にかけて、生ジュースを作り、飲むと驚くほどの排尿が期待できる。とくに、朝食代わりに飲むと効果抜群である。

❷スイカ糖を1日にコップ1～2杯飲む

スイカ2～3個の果肉をフキン、またはガーゼでしぼり、それを鍋に入れて、とろ火で汁がどろどろになるまで5～6時間煮つめる。これをお湯で割り、1日にコップ1～2杯飲む。ビンに入れて、冷凍庫で長期保存可（つくるのが面倒な場合、市販品もあり）。

③ゴボウ

含有成分の「イヌリン」（炭水化物）が腎臓の働きを高め、強力な利尿作用を発揮する。キンピラゴボウにする、刻んだゴボウを味噌汁の具にする、ゴボウをすりおろして天ぷらにする……などして、大いに食べられるとよい。

④ヤマノイモ（山芋）

ヤマノイモ（長芋も同じ）は、根薬で人間の下半身に相似するので、腰より下の下半身に存在する腎臓の働きをよくして、排尿量を多くする。

頻尿、乏尿（尿量が少ない）、足腰の冷え・むくみ、痛み、老眼・白内障……などに効く、漢方薬の「八味地黄丸」の主成分でもある。

とろろそばや、とろろご飯を常食するとよい。

⑤ナシ

ヨーロッパの医学を1000年にわたりリードしてきたイタリア・サレルノの医学校の教科書に「ナシを食べれば小便、リンゴを食べれば大便」とある。

中国の古書にも「ナシは大小便を利し、熱を去り、渇を止め、痰を開き、酒毒を解す」とある。

ナシの皮をむいて毎日1個食べてもよいが、

❶人参2本（約400g）→240cc
ナシ1個（約300g）→240cc

計480cc（コップ2・5杯）

人参・ナシを切って、ジューサーにかけて作る生ジュースを飲むと利尿効果抜群である。

❷二日酔い…蓮梨汁（リェンリージュー＝中国の民間療法）

レンコンとナシを同量、ジューサーにかけてできたジュースをゆっくり噛みながら飲む。「二日酔」は「水毒」だから、このジュースで利尿が促されるとよく効く。「二日酔」でなくても「水毒」の人は、大いに利用されるとよい。

⑥ブドウ

ブドウの赤い成分（レスベラトロール＝ポリフェノールの一種）は、活性酸素を除去し、心臓病、ガン予防の他、長寿遺伝子を活性化することが、近年明らかにされている。

しかし、昔から欧米では、疲労、むくみ、便秘、心臓病、腎臓病にもよく用いられてきた。

ブドウ250gをジューサーでしぼってできるコップ1杯のジュースをゆっくり飲むとよい。

⑶発汗、利尿作用の強力な食物を摂る

①シソ

シソの独特の香りの成分である「ペリルアルデヒド」は発汗、利尿作用が強力だ。又、神経を落ちつかせ、「気を開く」作用があるので、うつ、神経症、自律神経失調症にも効く。

シソの葉で天ぷらを作る、シソの葉を味噌汁に入れる、などして大いに食べるとよい。

❶10gのシソの葉をコップ1杯の水で半量になるまで煎じて、1日3回に分けて温服する。

❷シソの葉30g、細かく刻んだ生姜15gをコップ3杯の水で半量になるまで煎じて飲む。

などすると、強力な発汗、利尿作用の恩恵にあずかれる。

②生姜

生姜についてはP114で述べた。

生姜紅茶、生姜湯を大いに利用されるとよい。

③ニラ、ニンニク、ネギ、玉ネギ、ラッキョウ

ユリ科・アリウム属の野菜で、含有のイオウ成分（硫化アリルなど）が血管を拡張して、全身の血流をよくして体を温め、強力な発汗、利尿効果を発揮する。

❶タマネギ、ダイコン、ワカメをスライスしてサラダを作り、醤油味ドレッシングをかけて食べる。

❷ニラの葉を味噌汁に入れて食べる。

❸茶碗に刻んだニラに醤油を適量入れ、熱湯を入れてフーフーしながら飲む。

❹ニンニクを刻んでお粥に炊き込んで食べる。

❺ニンニク、ショウガ、各15gをうすく切って鍋に入れ、ドンブリ1杯の水で半量まで煎じた液にハチミツを入れて温服する。

❻ネギを細かく刻み、味噌と半々に混ぜてドンブリに入れて熱湯を注ぎ飲む。

❼シソの葉とネギを入れた温かいスープを飲む。

❽細かく刻んだネギに味噌とすりおろし生姜を適量加えて熱湯を注いで飲む。

などをご自分が旨い！　と思う味にして、1つでも2つでも実行されるとよい。

(4)発汗作用の強力な食物を摂る

①山椒《さんしょう》

うなぎを食べる時によく用いられるが、胃腸を温め、健胃、整腸作用を発揮する他、発汗作用も強力である。

❶1日量3gの山椒の粉末を水300ccで約半量になるまで煎じて、1日3回に分けて食後に飲む。

❷山椒の粉末を食後に2gずつ服用する。

②七味唐辛子

陳皮《ちんぴ》（ミカンの皮を干したもの）、ゴマ、芥子《けし》（ケシの実）、麻（アサの実）、山椒、菜種、トウガラシより成る。

トウガラシに含まれる辛味成分の「カプサイシン」は血行をよくし、体を温め、強力な発汗作用を発揮する。

うどんやそばに、存分にふりかけて食べるとよい。その時は、すりおろし生姜も薬味として用いると、温め、発汗効果は倍増する。

タバスコは、唐辛子より作られており、カプサイシンが含まれているので、ピザ、パスタにも存分にふりかけられるとよい。

なお、トウガラシの果実3〜5本を刻んで布袋に入れ、湯船につけて入浴すると、体が温まり、種々の痛みに効く。

(5)食べすぎを避ける

ビールを飲むと、ものの15分もすると、尿意を催してくるが、刺身やつまみなどを食べながら飲んだり、食後にビールを飲んだ場合、かなり時間が経ってから、トイレに行きたくなるものだ。

人体の生理には「吸収は排泄を阻害する」という鉄則がある。

食べれば食べるほど、消化のために胃や小腸に血液が集まり、排泄臓器の大腸や腎臓、膀胱《ぼうこう》への血流が少なくなるので、その働きが低下し、大小便の排泄が悪くなる。

食前の空腹時にサウナに入ると、大量の汗が出るが、食後に入ると、汗の出が少ないのも、同じ理屈である。

よって、「尿の出が悪い」「何となく体がむくんでいる」と感じる時は食べ物の量をうんと少なくし、よくよく噛んで、胃腸の負担を軽くして、腎臓や膀胱へ巡る血流を多くしてあげるとよい。

日本人は、概して、ほとんどの人が食べすぎの傾向にある。半世紀前までは、よく歩き、家事をはじめとする肉体労働を余儀なくされていた。しかし、その後、交通機関の発達、電気洗濯機や電気掃除機などの家電製品の普及とともに、ウォーキングや肉体労働の量が激減し、運動不足になった。つまり消費エネルギーは激減した。しかし、1960年以降、2000年までの間、肉、卵、牛乳・乳製品の摂取量がそれぞれ9・82倍、6・21倍、17・25倍と激増し、米や芋の摂取量は0・5倍、0・1倍と激減した。

この運動不足と動物性脂肪の過剰摂取、炭水化物摂取の激減が日本人の病気のタイプを欧米化し、また、病気、病人の数を増加させた。

つまり、胃ガン、子宮頸ガンという日本型のガンを減少させ、肺、大腸、食道、すい臓、子宮体、卵巣、乳房、前立腺などの欧米型のガンを激増させた。脳卒中のタイプも脳出血が減少し脳梗塞が増加、つまり欧米化した。

そして、糖尿病（予備軍を含めて）約2000万人、高脂血症3300万人、高血圧4000〜5000万人、痛風100万人……と、いわゆる「食べすぎ病」で、もがき苦しんでいるのが、今の日本人だ。

日本人の死因の断トツ1位で、毎年38万人以上の生命を奪うガンも、「食べすぎ病」の一面がある。

よって、体内の「余分な水分」だけでなく、老廃物、有害物を外に出して、「体のデトックス」をし、万病を予防、改善するために大切なのは、空腹の時間を作ることである。

約40年間で、300余冊を上梓した拙著の中で述べてきた「石原式、基本食」を是非、1回試してみられるとよい。「体調がよい」と感じられたら、ずっと続けられると「病気知らず」の体になれるはずだ。ほとんどないと思うが、万一実行されて、調子がよくないなら、即やめられてもとの食事法に戻されるとよい。

「石原式基本食」を試された人から、「半年で10kg減量した」「血圧が下がった」「生理痛がなくなった」「喘息が軽くなった」「糖尿病がよくなった」「便秘が改善した」「肝機能が正常化した」……など、多くのお便りをいただいている。

石原式基本食

（朝）・食べたくなかった／食べない

　　または、

・お茶に梅干し

　　または、

・生姜紅茶（黒糖またはハチミツ入り）　2杯

　　または、

・人参2本、リンゴ1個で作る生ジュース　2杯

　　または、

・生姜紅茶、人参リンゴジュース　1〜2杯ずつ

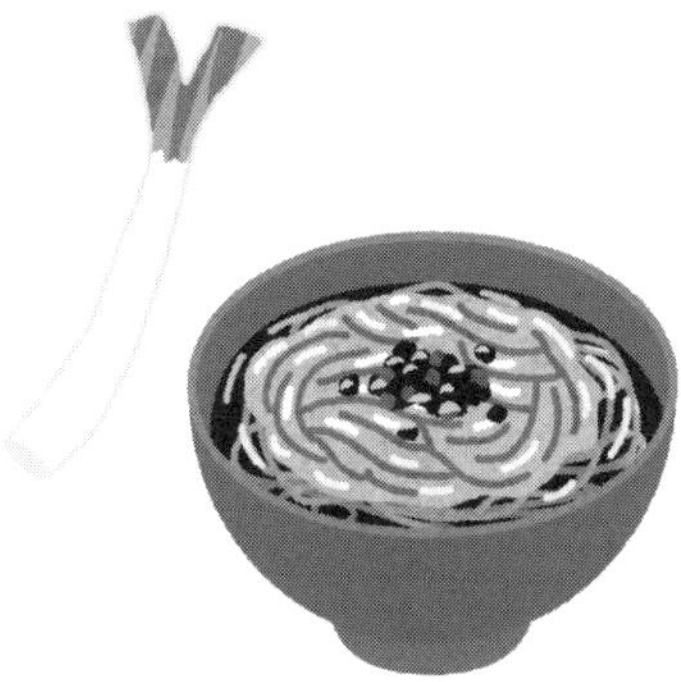

（昼）・そば、うどんに七味、ネギ、すりおろし生姜を存分にかけて食べる
または、
・パスタ、ピザにタバスコを存分にかけて食べる

（夕）・アルコールを含めて何でも可

途中、空腹を感じたら、チョコレート、黒糖アメ、黒糖またはハチミツ入りの（生姜）紅茶を飲む。

「空腹」は血糖が下がった時、脳の空腹中枢が感じる感覚なので糖分を補うと空腹感はなくなる。

ただし、糖尿病で薬の服用やインスリン注射を打っている人は、朝食抜きは不可。主治医に相談すること。

水分を排泄するには「運動」も極めて大切

ウォーキング、ハイキング、テニス、スキー、ウェイトトレーニング……、

1日のウォーキング量の目安

年齢	分速（1分間に歩く距離）	1日の最低歩数
70歳代	60メートル	6,000歩
60歳代	70メートル	7,000歩
50歳代	75メートル	8,000歩
40歳代	80メートル	9,000歩
30歳代	85メートル	10,000歩

等々、どんな運動でもある程度の時間をかけてやると、必ず発汗してくる。

筋肉を動かすことで、血行がよくなり、体が温まってくるからだ。

汗が出はじめる頃には、体温が約「1℃」上昇しており、代謝は約12％アップする。

体が温まり、血行がよくなると、当然、腎臓への血流もよくなり、腎臓の働きが活性化して尿の生成、排泄も多くなる。

よって、筋肉運動は、発汗、排尿を促し、体内の余分な水分（水毒）を排泄するには、極めて大切である。

今、テニス、ハイキング、水泳、ジムでのトレーニング……等々、何らかの運動習慣がある人は、是非、終生、続けていただきたい。

これから、運動を始めようとする人は、ウォーキングが基本中の基本である。
一応、1日のウォーキング量の目安として、前ページの表が、最大公約数的なものだ。
歩幅＝（身長cm）－（100cm）だから
身長160cmの人の歩幅＝60cmとなり
70歳代の人は60cm×6000歩＝3・6km
30歳代の人は60cm×10000歩＝6km
が1日に目標とすべき歩行距離数ということになる。

しかし、こうした数字にとらわれずに、時間の許す限り歩く、日常生活でも、歩いて行ける所には歩いていく、エレベーターやエスカレーターは極力利用しない、などの努力をされるとよい。
体温の40％以上が筋肉で産生される。また男の、体重の約45％が筋肉（女性の場合約36％）で、その70％が、腰より下に存在する。よって、体温を上げ、血流をよくして発汗、排尿を促すにはウォーキングはじめスクワット……等々、下半身の筋肉を主に使う運動の方が効率的である。

下半身の筋肉運動は、下半身の血行をとくによくしてくれる。よって下半身に存在している腎臓の血流もよくなるので、腎機能も活性化して、尿の生成や排泄も多くなり、体内の余分な水分を排泄できる。

よって、ウォーキングの他、室内でできる下半身の運動として、次の3つの運動が、お奨めだ。とくに、入浴前にやる習慣をつけると入浴の体温め効果、血流促進効果を倍加してくれる。

(1)カーフ・レイズ

「カーフ・レイズ」というと、何やら難しそうな響きがあるが、Calf＝ふくらはぎ、raise＝あげるの意で、何のことはない、「かかとあげ運動」である。

最初は10〜15回を1セットにし、小休止をはさんで3〜4セットから始めるとよい。第2の心臓ともいわれる「ふくらはぎ」を刺激、動かすことで、心臓への血液の還流がよくなり、その結果、全身の血流がよくなって、体が温まり、発汗、排尿量が増える。

(2)ももあげ運動

「カーフ・レイズ」の後に直立した姿勢から膝を曲げて、交互にもも（大腿筋《だいたいきん》）を引き上げる「ももあげ運動」を10～15回を1セットにして、小休止をはさんで3～4セットから始めるとよい。

(3)スクワット運動

スクワット（squat）とは「しゃがみ込む」という意味だ。

両下肢を軽く開いて直立し、両手は後頭部で組む。

胸は前方に、お尻は後方につき出すような気持ちで息を吸いながらしゃがみ込み、息を吐きながら立ち上り、元の姿勢に戻る。5～10回を1セットにして、小休止をはさんで、3～4セットから始めるとよい。

スクワット運動は、人体最大の筋肉である大臀筋《だいでんきん》（お尻の筋肉）、大腿筋はじめ人体の筋肉の70％を占める下半身の筋肉のほとんどすべてを鍛えることができる。

筋肉は、鍛えれば90歳を越しても発達することがわかっている。

(1)→(2)→(3)の順序で毎日やっていると、そのうち、物足りなくなってくるので、回数やセット数をどんどん増やしていかれるとよい。

それでも物足りなくなってきたら、1kg、3kg、5kg、10kgのダンベルを2本ずつ用意し両肘を曲げた状態で持って、(1)(2)(3)の運動をやられるとよい。

たとえば、1kgのダンベルなら1セット20〜30回

次に3kgのダンベルなら1セット15〜20回

次に5kgのダンベルなら1セット10〜15回

と、ダンベルの重量が軽いものは回数を多くし(持久力がつく)、重くなるごとに回数を少なくする(筋力と瞬発力がつく)とよい。

10kgのダンベルをそれぞれの手でもつのは、相当に力がついてからになる。

楽チンな運動

(1)フラミンゴ運動

直立した姿勢で、片脚を床より離し、他方の脚で1分間立ちつづけ、次に脚を代えて同じく1分間立ちつづける運動だ。

ふらつく人は、手指を軽く、壁にあてがわれるとよい。

計2分の運動で52分歩いたのと、同じ効果力があるとの研究を昭和大学の阪本桂造客員教授が発表されている。

(2)貧乏ゆすり

椅子に座った姿勢で、両下肢を上下に振動させる「貧乏ゆすり」を3分やると、20分歩いたのと同じ効果がある、との研究がある。

1日3回やると、1時間のウォーキングをしたことになる。

上半身は壁腕立てふせ運動やグーパー運動を10〜15回を1セットにして3〜4セットから始める……など、とにかく、毎日、筋肉を動かすことが必要だ。

筋肉運動は、血行をよくして、発汗、利尿を促す他にも、次のような生理効果が認められている。

①免疫力を上げる

筋肉運動して、発汗が始まる頃は、体温が1℃上昇している。体温1℃の上昇で一時的に（数時間）免疫力は5～6倍になるとされている。

②骨を強くする

筋肉を動かすと、骨への血行がよくなり、骨が強くなり、骨粗しょう症の予防、改善につながる。

③記憶力をよくし、ボケを防ぐ

筋肉運動は、脳の海馬《かいば》（記憶中枢）の血行をよくして、記憶力を向上させ、ボケを防ぐ

④糖尿病の予防、改善

筋肉運動により、筋肉細胞内の「GLUT-4」が活性化し、血糖を筋肉の方へ吸い上げ、糖尿病の予防、改善に奏功する。

⑤うつを防ぎ、自信をつける

筋肉運動は、筋肉細胞から「テストステロン」の産生分泌を促して、うつを防ぎ、自信

をつける。アメリカの心理学者、マダックス博士は「筋肉運動に勝るうつ病の薬はない」とまで言い切っている。

⑥心臓の働きを助けて心臓病の予防、改善をする

筋肉を動かすと筋肉繊維が収縮、弛緩する。その結果、筋肉組織内を走っている血管も収縮、拡張をし、心臓の働きを助ける。これは〝milking action（ミルキング・アクション）(乳しぼり効果)〟と言われ、心臓病の予防、改善、血圧の低下に役立つ。

⑦ガンを防ぐ

回転輪のあるかごに飼っていたネズミと、ないかごに飼っていたネズミを比較すると、後者のガン発生率が高いことがわかっている。運動はガンを防ぐ力がある証拠である。

水分を排泄する手っ取り早い方法――入浴、サウナ

シャワーだけで済ませる若者が増えているが、湯船につかる入浴には、温め効果以外にも数々の健康効果がある。

入浴の健康効果

	熱い湯 (42℃以上)	ぬるい湯 (38 ～ 41℃)
自律神経	交感神経が働く	副交感神経が働く
心拍（脈拍）	活発になる	ゆるやかになる
血圧	急に上昇する	不変か、 ゆっくり低下する
胃腸の働き	低下する (胃液の分泌低下)	活発になる (胃腸の分泌の促進)
気持ち	緊張する	リラックスする
入浴時間	10 分以内	20 ～ 30 分
適応症	胃潰瘍、胃酸分泌過剰、寝起きの悪い人の朝風呂に、食欲の抑制に	高血圧、バセドウ病、不眠症、ストレスの多い人、胃腸虚弱、食欲不振

以下、入浴の健康効果を列挙する。

(1)「温熱」による血行促進効果

温熱による血管拡張作用で血行が促進され、腎臓や汗腺の働きも活発化し、排尿、発汗が促される。

その他のすべての内臓への血行がよくなり、その働きが活性化する。

(2)静水圧の効果

湯の水圧（静水圧）により、皮下の血管やリンパ管を圧迫して血行をよくし、全身の代謝を活発にする。とくに、下半身に位置する腎臓の血流もよくなり、排尿量も増えて「むくみ」や「冷え」をとってくれる。

(3)皮膚の清浄・美容効果

入浴により、体温が上昇すると、皮脂腺や汗腺から皮脂や汗の分泌が多くなり、皮膚表面を清浄にする他、皮脂膜を作り、皮膚に潤いを与える。

(4)「浮力」の効果

風呂につかると、体重は10分の1以下になるので、関節や筋肉が日頃の重圧から解放される。温熱による血行促進効果と相乗して、痛みや麻痺が軽減される。

(5)「リラックスのホルモンによる」ストレス解消効果

ぬるめの風呂に入ると、アセチルコリン(ホルモン)分泌が促されリラックスした時に出る、脳波のα波も発生するため、心身ともにゆったりし、ストレスが解消できる。

(6)白血球の働きがよくなり「免疫能」が促進される

(7)血液がサラサラになる

入浴の温熱効果により、血栓を溶かす「プラスミン」という酵素の産生が多くなり、血液がサラサラになり、脳梗塞や心筋梗塞の予防につながる。

なお、熱い湯(42℃以上)とぬるい湯(38〜41℃)とでは図表(P143)の如く、効果に違いがある。

半身浴

湯船の中に小さい椅子か逆さまにした洗面器を置き、そこに腰かけて、みぞおちより下の部分を湯につけて入浴するやり方である。

半身浴の特長は、

①人体最大の発熱器官である筋肉の70%が存在する下半身を集中的に温めるので、全身浴より、むしろ体温が上がる。30分以上の半身浴をすると、入浴中や入浴後にも驚くほどの発汗があり、水毒が改善される。

②下半身を集中的に温めるので、下半身に位置する腎臓の血流がよくなり、排尿が促される。下肢、腰の痛みや下肢のむくみにも奏功する。

③全身浴に比べて、肺や心臓への負担が軽くなるので、呼吸器疾患や心臓・循環器系の病気がある人には、とくに、おすすめ。

※半身浴を行う時、冬は寒いので湯船のフタをとって風呂場があたたまってから、軽く全身浴をした後にやる。乾いたバスタオルを肩にかけるとさらによい。

生姜風呂

（材料）

ひね生姜…1個

（やり方）

生姜1個をすりおろしたものを、布袋に入れて湯船に入れる。

（効能）

・リウマチなどの痛み、こり、冷え性、不眠症、腎《じん》盂《う》腎《じん》炎《えん》・膀胱炎・婦人病など、体の冷えが原因で起こる病気に効く。

生姜風呂に入ると入浴中はもちろん、入浴後も汗が噴き出てくるほど体が温まり、心身ともに軽く爽やかになる。特に水太りの人には特効の入浴法だ。生姜の保温効果と芳香成分の作用（鼻粘膜から血液へ吸収され、脳神経を鎮静化する）で安眠、熟睡効果も期待できる。ただし、入る前に生姜風呂のお湯に手をつけてみて、かゆみや発疹が出るなら、入浴はやめること。

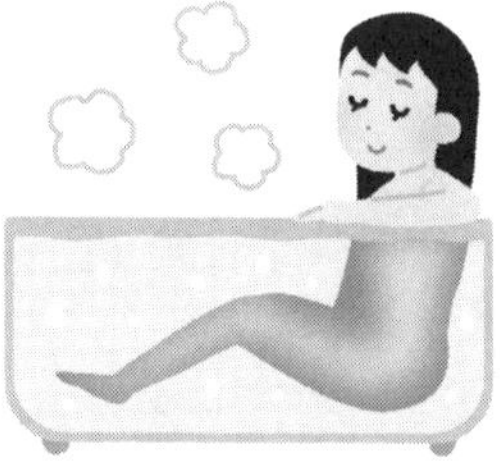

サウナ浴

サウナで発汗すると、心身ともにスカッとする。

日常生活ではありえないほどの大量の発汗をすると、すこぶるつきの爽快感があるのだから、体内に余分にたまった水分（水毒）がいかに心身の不調をもたらすかがわかる。

サウナ浴の効果は、

(1)サウナ室内は90～100℃と高温のため、血管が拡張して血流がよくなり、内臓や筋肉への栄養補給や老廃物の運び出しもスムーズになり、各臓器の働きがよくなる。臓器の健康アップの総和としての人体の健康が増進される。

(2)大量の発汗により、本書Part2に示したような水毒症状（二日酔、頭痛はじめ痛みやこり、アレルギー、下痢……）に奏功する。

せっかく、サウナで発汗して水毒を改善したのに、その後、大量の水分（水、お茶、ジュース、ビール……）を摂る人が多いが、少し控えめにすると、サウナ浴の効果が倍増する。

(3)甲状腺の働きがよくなり、体全体の新陳代謝が活発になる。

その結果、皮膚を柔らかく美しくするので、若返り効果やガン予防効果も期待できる。
(4)体が温まり、発汗、排尿が多くなって、血液も浄化されるので、精神もリフレッシュされ、ストレス解消になる。
(5)強力な温熱効果は、冷えの代表の病気である風邪(cold)やインフルエンザ(流行性感冒=風邪の一種)の予防になる。

1回のサウナ浴は5~10分がよいが「1回に何分」と決めずに嫌になったら外に出て冷水浴(またはシャワー)をやり、またサウナ室に入る、ということをくり返す方が、汗の出もよいようだ。

サウナ浴中は酸素消費量も増加し、心拍出量も約50~100%増加して、心臓の負担になる。よって、心臓の弱い人は主治医に相談しつつ、短時間から慎重に始めることが肝要だ。

しかし、鹿児島大学病院では、鹿児島大学倫理委員会の承認のもと、2000年4月より心不全の患者にサウナ療法を施している。

同大学病院心臓血管内科の鄭忠和《ていちゅうわ》元教授（現・獨協医大特任教授）は、「心不全の症状を大きく改善し、同時にリラクゼーション効果をもたらす確実な治療法だ」と述べておられる。

また、同教授は「サウナが優れている点は、湯船につかる入浴と違って、体にかかる水圧の負担がなく、温熱だけの効果が得られるところ」とも指摘されている。

心不全に対するサウナによる温熱療法の効果のメカニズムとして「温熱により末梢血管の内皮機能が改善する点」も挙げられている。

やり方としては「60℃のサウナ室内に入り、15分を限度にして温まる」という方法で、それにより、深部体温が1℃上昇する、という。1日1回で週3回というのがオーソドックスな治療法とのことだ。

かといって「心不全」はじめ、心臓病の方が自分勝手にサウナ療法を始めると、不測の事態が生ずる恐れがあるので、やはり、主治医の指導に従うべきだ。

「心不全」の症状は、皮下（むくみ）、肺（肺水腫）、胸水、肝臓（うっ血肝）、腹水……等々体内に水分がたまる「水毒」なのだから、サウナで発汗することは、治療の一助になることは、容易に理解できる。

高血圧の主な原因も、「塩分」や「寒さによる血管の収縮」なのだから、サウナにより体が温まって血管が拡張し、発汗により塩分を体外にすてることが血圧を下げる助けにもなる。

最近は、鄭先生の理論をもとにした低温サウナによる「和温療法」を実践している病院も増えてきている。興味のある方はネットなどで捜して受診されるとよい。

生姜湿布

入浴ではないが、生姜湿布を、むくみ（水毒）のある部分に施すと、水分が排泄され著効を呈する。

とくに腎臓の位置（背骨の両側＝だいたい臍の高さ）に湿布を施すと、腎血流がよくなり、尿の排泄が多くなって、水毒を改善するのによい。

生姜湿布

（材料）

ひね生姜…150g

（やり方）

①生姜をすりおろして、木綿の袋に入れて、上部をひもでくくる。

②水2ℓを入れた鍋に①を入れて、火で熱し、沸騰寸前で火を弱める。

③とろ火で熱し続け、70度くらいになった頃に、タオルを湯の中に浸した後、軽くしぼる。

④③で患部に湿布し、その上にビニール袋と乾いたタオルを重ねると、長く温めることができる。

⑤10～15分湿布したら、2～3回とりかえる。

※生姜湯は、火で温め直すと2～3回使える。

※生姜湿布をする前後1時間は、入浴すると、ヒリヒリするので要注意。

（効能）

・腰痛、関節痛、腹痛、筋肉痛など痛みのあるところに施す。

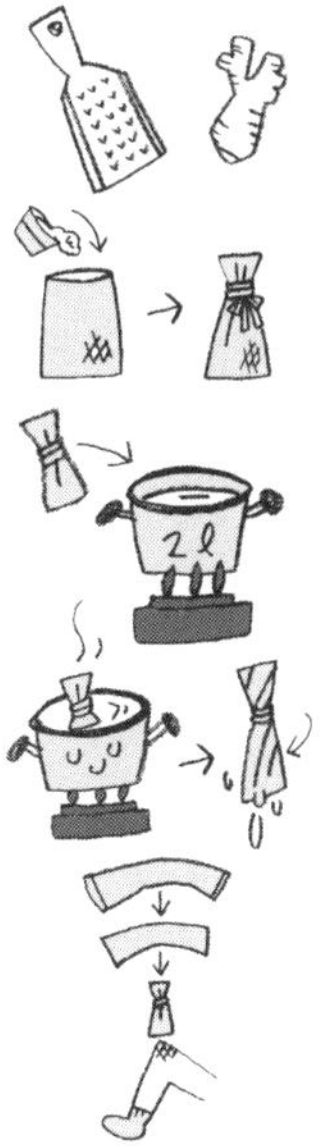

・肝臓病では右上腹部に、腎臓病では背中の下部の背骨の両側に施す。
・気管支炎や喘息の時、胸部と背中に施すと、著効を呈することが多い。
・腹水に対して、腹部全体に広く施すと、尿の出をよくして腹水を軽減することができる。
・吐き気、食中毒、胃腸病、便秘、食欲不振などの消化器症状には腹部全体に施す。
・下肢に生姜湿布をするとむくみにも有効。
・アトピー性皮膚炎に用いると、最初はしみるが、治癒を早めてくれることが少なくない。
※生姜汁で皮膚への刺激が強い人は、うすい汁から慎重にやること。特に顔面にやる時は、腕の皮膚などで試してみて、赤くなったらやらないこと。
※まれに、生姜の刺激が強く、皮膚が赤くなったり、かぶれたりする人がいる。この時は、かぶれない程度まで、生姜汁をうすめる必要がある。それでもかぶれる場合はやらないこと。

Part 4

実証!!
余分な水をためない体になったら
長年の不調が改善した

症例①
どこの診療科でも治らなかった不調が、1週間で改善へ!!

Aさん（30歳・女性）

不定愁訴《ふていしゅうそ》の問屋状態——極端な便秘で、下剤を使うと激しい下痢。頻尿だが、尿の出が悪い。寝汗をたくさんかく。全身の湿疹《しっしん》。頭重感。立ちくらみやめまい、耳なり。疲れ目がひどく、目がかすみ、目の奥が痛い。不眠が続く。起床時に手足がしびれる。関節が痛い。微熱が続く。

これらを治すため、ここ7〜8年、消化器科、泌尿器科、脳神経外科、耳鼻科、内科、眼科、皮膚科とあらゆる科の診察を受けるが、検査を受けても何の異常もなし。現在は、自律神経失調症、ノイローゼ、うつ病の診断のもとに精神科に通院中。

このAさんは、九州からわざわざ私のクリニックへと、お母さんと一緒に上京されてこられた。小一時間かけて問診し、たくさんの症状を伺ったわけだが、現代医学ではそれぞれがまったく何の脈絡もないように見える。

「いろいろと症状をおっしゃいましたが、1つだけ、一番苦しい症状をいうと何ですか」

と尋ねると、

「実は、体が冷えるのが一番つらいです。冷えると全身の痛みや腹痛、便秘など、すべての症状が悪化します」

という答えが返ってきた。さすが、不定愁訴の「鉄人」ともいえるご苦労をされているだけあり、本能的に体の不調の真の原因をズバリとらえている。

まさにAさんの種々雑多な不定愁訴は、「冷え」と「水」を原因にすることにより、完全に説明できる。

P24の「冷えと水と痛み」の三角関係図のように、私たちは冷えると体内の水を排泄して体の冷えを除き、体調を戻そうとする反応を起こす。これが頻尿であり、発汗（寝汗）、下痢（水様便）、湿疹（湿＝水）の症状だ。

Aさんの場合、下痢もあるが、その前にしつこい便秘がある。これは、あまりに胃腸が冷えているため、寒い時には手がかじかむように、胃腸も縮こまって動きが悪くなり、便秘になっているわけだ。こういう人は、もともとは胃腸が冷えて水分（薄い胃液や腸液）が多いのだから、ちょっと下剤などで刺激すると、すごい下痢や腹痛を起こしやすくなる。

頭痛や関節痛、目などの痛みも冷えや水の関係からきているのだから、「冷え」を実感しているAさんにはあって当然の症状だ。

めまいや耳なりも、P39で見たように、漢方的には水毒が原因と考えられる。嘔吐するのも、胃液という水分を体外に排泄して水毒を改善しようとする反応なのだ。

不眠はどうだろう。

不眠で悩んでいる人で、昼間は眠気に襲われたり、小春日和《こはるびより》にポカポカと暖かい部屋の中にいると居眠りをしたり、冬に電車の中など暖房がよくきいているところでは、思わず眠り込んでしまう人は多い。また、不眠といっても、1日で、体温と気温が一番低くなる午前3時から5時の間くらいは目が冴えていて、少し体温、気温が上昇してくる6時ごろになると眠れる、という経験がある方も多いだろう。これは健康的な睡眠にも体温が必要なことを示している。不眠で悩む人の大部分が冷え性なのも、このことを証明しているといって過言ではない。

Aさんも同様である。そして、Aさんに微熱が続いているのも、こうした冷えが原因のさまざまな症状を治すように、体が熱を出して頑張っているのだと考えていい。

実際に、Aさんにベッドに横臥《おうが》してもらって診察をしてみると、

・**舌**――舌の上は水分によって覆われている（湿舌《しつぜつ》）。しかも、やせている体とちがい、舌はボテッとむくんだように肥大。この湿舌やむくんだ舌は、体内に水分が多いことを示している。

・**お腹**――触診すると氷のように冷たい。また、お腹はポチャポチャと振水音（P22）がする。これは、胃下垂で胃液がたくさんたまっていることを示すサイン。こういう人は、胃だけでなく、腸や鼻腔《びこう》、肺胞など、体の中で袋状やくぼみ状になっているところに水分が多く溜まっていることを表している。

この診察からも、明らかに水毒の状態であることがわかる。

「あなたは体内に水分が偏ってたまっています。その水分が体を冷やし、今のさまざまな症状の原因となっています」

とAさんには説明し、次のような指示をした。

(1) 食事の注意点

①陽性食品(P69)をよく噛んで1日2食食べる。あとの1食は(朝食)は、ニンジン、リンゴジュースと生姜紅茶(P117)を食事のつもりでよく噛んで飲む。

②お茶や水をやめ、生姜紅茶や生姜湯(P118)、梅醤番茶《うめしょうばんちゃ》(P119)を飲む。

(2) 生活上の注意点

①まず、歩くことからスタートし、少し体力がついたら、スクワット運動(P138)や腕立て伏せ、腹筋運動など筋力運動を始めて筋肉をつけること。

②入浴は、最初は疲れない程度に。体力がついてきたら全身浴の後、半身浴で発汗を促す。

③「必ず治すんだ」という前向きの気持ちを持つ。なるべく楽しいことやうれしいことを思い浮かべて毎日を暮らす。

Aさんはこれまでかかった医師からは一度も聞かなかった指示を受けたわけだが、1つひとつを納得して実行した。

すると、1週間もしないうちから頻尿が改善。便通もよくなり、頭痛や耳なりも薄らいでいった。寝汗もあまりかかなくなり、同時に微熱も消えた。

今までになかった具体的な効果が表れたことが励みになり、さらにこの食事や生活を徹底して続けたところ、あれほど頑固だった不眠も解消し、朝までぐっすり眠れるようになり、全身の関節の痛みもなくなった。

「やる気」や「前向きの気持ち」は、脳内のホルモン様物質のβ《ベータ》‐エンドルフィンやセロトニン、ドーパミンの分泌を促してくれる。これらの物質は血行をよくし、より体温を高めるという好循環を呼ぶ。「〝必ず治すんだ〟という前向きの気持ちを持て」という指示は、決して気休めではない。重要な意味があるのだ。

「これまで10年近く悩んだ、あの悪魔のような症状は何だったのでしょう」

と、うれしい悩みにひたっているところだ、という手紙がAさんから届いている。

症例②
水分をひかえ、1日1食にしたらめまいと不整脈がなくなった

Yさん（50代・男性）

Yさんは、180cm、120kgの威風堂々たる会社の社長さん。風貌はいかついが、実は、とても気優しくて、細かな気配りのある人だ。

私のクリニックにはじめて受診された10年前の主訴が、

(1)フワーッと気が遠くなるような感じのめまいがしょっちゅう起こる。

(2)真夜中によく胸がドクンと突き上げられた感じになり、脈が乱れる。

(3)アレルギーがあり、両瞼《りょうまぶた》が腫《は》れて目があけられなくなる。

というものだった。

Yさんに「水分をたくさん飲まれるでしょう？」と尋ねると、「この体格ですから、脳

血栓や心筋梗塞を防ぐために、水を毎日3ℓを目安に飲んでいます」とおっしゃる。

「体重の60％は水分ですから、日頃、運動の習慣もなく120kgも体重があるということは体内に余分な水がたまっていることを意味しています。また、内耳の中のリンパ液（という水分）が多くなると、平衡感覚が失調して、〝フワーッとしためまい〟や〝気が遠くなるような感覚〟が起きやすくなります。胸（心臓）がドクンと大きく拍動し、脈が速くなり、不整脈になるのは、体の余分な水分を、体温を上げて消費しようとする反応です。脈が〝10〟速くなると、体温は約1℃上昇しますから。それに、もし心臓病だったら心臓に負荷がかかる運動中や肉体労働中にそうした症状が出てくる筈です。いつも安静時に出現しているのですから、心臓病ではないのです。

アレルギーも、瞼がむくんでいる、つまり、水分がたまっているのですから、水毒です。よって、明日から無理して水分はとらず、のどが渇いた時にのみ、紅茶か生姜湯を飲んでください。

ウォーキング、入浴などで体を温め汗を出してください……」と説明をした。

翌朝から、近くの公園を1時間歩いた後、朝風呂に入り、それから人参ジュース2杯と生姜紅茶1杯、昼はとろろそば、夕食はアルコールを含めて好きなものを食べる……という「石原式基本食」を実践され始めた。

私が処方した「五苓散」も1日3回服用された結果、びっくりするほどの排尿が続き、1年間で約20kgの減量に成功。その後は、(朝)人参ジュース2杯、生姜紅茶1杯(昼)生姜紅茶2杯(夕)何でも食べる……という「1日1食」でさらに10kg減量して90kgに。途中2~3回「フワーッとした感じ」「不整脈の発作」があったが、ここ5年はまったくなくなり、快調な毎日を過ごされている。

症例③
運動とサウナで水太りを解消したら耳なり生理不順も改善

Mさん(30代・女性)

Mさんは学生時代は158㎝、48kgと中肉中背だった。卒業後入社した会社で営業部に配属され、車で十数軒の得意先回りの仕事をこなす毎日を送っていた。

1日合計100㎞以上の運転中は、のどが渇き、毎日2ℓのペットボトルの水を飲み、仕事が終わるとストレス発散のため、ビールを多飲し、肉など脂っこい食事をやけ食いするという日々が続いた。

3～4年そういう生活を送っていたら、気付くと60kgの体重に。同時に耳なり、難聴が出現し、下腹部から足の先が異常に冷え、やがて、生理の周期がメチャメチャになり、その後は、6カ月以上も無月経に。

診察すると、フワーッと膨れた「水太り」の体型である。腹診をすると、臍より上は温かいのに、腰より下は氷のように冷たい。聞けば「水分をたくさん摂っている割には、尿の回数が1日3～4回と少ない」という。

「あなたが急速に太ったのは、体内に余分な水がたまった〝水太り〟のせいです。その余分な水は内耳のリンパ液も増やして耳なりや難聴の原因になっています。また、重力的に腰より下に水分が多くたまったために、その部分が冷え、下腹部に存在する子宮や卵巣への血流が悪くなって、その働きが低下し、生理不順に陥ったのでしょう。とにかく、のどが渇いた時にだけ、生姜紅茶を飲み、サウナの設備があるジムで週2～3回筋トレをした後、必ずサウナに入って汗を出してください……」と忠告した。

根が真面目なMさんは、その通り実行したら、汗と尿が驚くほど出るようになり6カ月で10kg減量。その頃には耳なり、難聴がなくなり、生理も順調にくるようになった。

「水」で急速に太った人は、「水」を出しさえすれば減量するのも、割合簡単なようだ。

症例④
お茶をひかえて中性脂肪、血糖値、血圧も正常化

Nさん（60代・男性）

Nさんは、168cm、65kgと中肉中背の温厚な社長さん。

そんなに、アルコールは飲まないのに「γ-GTPの高値」と「中性脂肪と血糖の高値」が血液検査上の異常所見である。

ここ数年、〝寝汗〟がひどく、一晩に3回も、パジャマを取り替えるという。

そして、昼間の血圧は、130〜140／70〜80㎜Hgと正常なのに、起床時の血圧は170〜180／95〜105㎜Hgと高血圧で近医で降圧剤を服用するように、と指導されている由。

小生のクリニックを受診されたので、「水分の摂取が多いでしょう」と尋ねると、「昼間は、社長室に来客が多く、その度にお客さんと一緒にお茶を飲んでいます」とのこと。夕食後も大好物の甘味とともにお茶を2杯飲むのが、毎日の習慣である由。

「石油ストーブに火をつけて燃やしている時に、水を上からかけると、火が消えますよね。すると石油は、燃え残ります。Nさんは、水分摂取が多いので、糖や脂肪の燃焼が妨げられて燃え残り、高中性脂肪血症や高血糖になっているのです。

そのため、体内の余分な水を排泄すべく、寝汗が多いです。また、体内の余分な水は〝冷却水〟となって体を冷やすので、体温、気温とも1日の最低になる早朝に体がさらに冷えるので、血管が収縮して、血圧が上昇してくるのです。

〝γ-GTP〟は西洋医学ではアルコール過剰の指標とされていますが、私の自然医学では〝水過剰〟の指標です。よって水毒の病気であるリウマチやアトピー、うつ病……の患者さんでも、しばしばγ-GTP高値になるのです…」と説明。

有名私立大卒の優秀なNさん、私の言うことをすべて完璧に、即座に理解された。

早速「のどの渇いた時以外は水分をとらない」「暇がある時は近くのスーパー銭湯での入浴やサウナ浴を励行する」ことを実践されたら、半年後には寝汗をかかれなくなり、γ-GTP、中性脂肪、血糖値ともすべて正常化した。

症例⑤
苦しかった拡張型心筋症が、生姜紅茶で改善

W・Fさん（30代・女性）

今日はどうしてもお礼の気持ちを伝えたくて手紙を書きました。

先生の本を読んで生姜紅茶を飲むようになってから、体調がとてもよくなったのです。

私は30代の女性です。今年、拡張型心筋症と診断され、3月末から入院。4月の末に退院する際に、1日の塩分摂取量を5g以下にするよう指示を受け、厳格な塩分制限を始めました。野菜はナトリウムを排泄するカリウムが豊富な生野菜を使ったサラダ。調味料は酢、レモン、マヨネーズです。

免疫力を高めるつもりで緑茶や、ビタミンCが豊富なオレンジジュースを飲んでいました。

塩分は少なければ少ないほど心臓によいのだと思って、味のない食事を摂り続け、1日の塩分摂取量が4gを超すことを自分に許しませんでした。まさに、体を冷やす食生活ですね。体温もずっと35℃台前半で、「この体温計、壊れてる?」と思っていました（今は36・4℃まで上昇）。

厳格な塩分制限にもかかわらず、体調はよくならない。肺にたまった水も抜けない。横になると苦しくて眠れない。

BNPの値も1000pg/mℓを超えていました（BNP値＝「心臓の働き」を表す。正常値は18・4pg/mℓ以下）。発病してからは寝ても覚めても息苦しい毎日で、平地を歩いていても息が切れ、重い荷物を運べなくて60歳を過ぎた母に代わりに持ってもらった時には、自分が情けなくて涙が出ました。

「この先が見えない苦しい生活がいつまで続くのだろう。役立たずな体で生きるよりいっそ死んでしまいたい」

心配した母が差し出してくれたのが、石原先生の本でした。多すぎる水分が体に悪いというのは、納得です。以前めまいと動悸に苦しんだことがありました。漢方医に相談して苓桂朮甘湯《りょうけいじゅつかんとう》の処方で症状がウソのように改善したことを思い出したのです。

生姜紅茶だったらナトリウムもゼロだし、悪いことはないだろうと思い飲み始めました。

2日後おしっこが気持ちよく出て、苦しさがマシになったように感じました。

「これはよいかもしれない！」

少量だったおしっこの量は、その後どんどん増えました。今では朝、尿意で目が覚めるほどです。1カ月で体重が2kg減り、脚が細くなる思わぬ副効果もありました。

生姜紅茶を飲み始めてから約1カ月後、BNPの数値が劇的によくなっていました。BNP値1649pg／mℓから680pg／mℓに下がったのです。

BNP値の推移

4月20日　1449pg／mℓ
4月27日　1649pg／mℓ
5月18日　1549pg／mℓ
6月15日　1320pg／mℓ
8月頃　生姜紅茶の飲用開始
9月7日　680pg／mℓ↓先生のおかげです！

ＢＮＰ値は今でも高い数値ですし、心筋の機能自体がよくなっているのかはまだわかりません。利尿剤、ＡＣＥ阻害剤などの薬も病院の指示通り服用しています。

でも先生は私を救ってくれました。治らない病気と言われる心筋症になり、「根本的は治療法は心臓移植だけ。でも薬のコントロール次第で今は5年以上生きられるんだよ」とお医者さんから言われた時は、生きているだけでもありがたいことだと本当に思っていたのです。

でも生きている以上、働いて食べていかなくてはなりません。

動かない体を引きずるように会社へ行っていましたが、先の見えない苦しさで心が押しつぶされそうでした。

毎日が息苦しいのと、そうでないのとでは1日の輝きが全然違います。

今は元気で働けることのありがたさを実感しています。

先生、本当にありがとうございました。

Dr.イシハラのお返事

お便り拝見しました。まずは、おめでとう存じます。

BNP値は、心臓の働き、そのものを表す検査です。BNP値が低下したことは、間違いなく心機能がよくなっているのです。

これまで通り、生姜紅茶、できればニンジン・リンゴジュース、玄米食、それに体力のある範囲でのウォーキング、手浴、足浴など、やってみて調子のよいことをして根気よくがんばってください。きっと、大きな光明が見えてきますよ!

ワンポイントアドバイス

「拡張型心筋症」は、心臓の筋肉（心筋）の収縮力が低下し、心臓の中の血液を十分に送り出せない病態です。腎臓への血流も悪くなるため、腎機能の低下↓尿生成・排尿量の低下が起こり、体内に水分がたまってきて、下肢のむくみ、肝臓のむくみ（うっ血肝）、肺の中への水分の貯溜《ちょりゅう》（肺水種）などをはじめ、体全体が「水びたし」になり、息切れ、動悸、肝機能低下……等々の症状を伴い、心不全に陥る病気です。

もちろん利尿剤と強心剤を用いて治療するのですが、心臓の筋肉自体が弱っており、「根治療法」は「心臓移植」のみ、ということになります。

BNPは、心筋から分泌されるホルモンで、心臓病や高血圧などで心臓に負担がかかった時に、心臓の負担を少しでも減らすべく、血管を拡張させて、血流をよくしようとする働きがあります。正常値は、18・4pg／mℓ以下ですが、心不全に陥ると500〜2000pg／mℓくらいにもなります。よって、BNP値は「心臓の働き」そのものを表している検査ともいえます。

W・Fさんの場合、生姜紅茶を飲むことで、BNP値が1649pg／mℓから680pg／

㎖に下がった、ということは、まさに劇的な変化、ということができるでしょう（中等度の高血圧患者でも200〜400pg／㎖くらいになることがありますので、BNP値＝680pg／㎖への減少は危険域を脱したと言ってよいでしょう）。それまで、使用されていた利尿剤や強心剤よりずっと効き目がよいということになります。

生姜の辛味成分のジンゲロンやジンゲロール、紅茶のカフェインなどの強心・利尿作用、それに体を温める作用が奏功した、といえるでしょう。

症例⑥ 体と患部を温めてリウマチを克服

Kさん（55歳・女性）

160㎝、45kgとやや、やせ型の55歳女性。3年前の冬に、「朝、起床時の手のこわばり」

を感じていたが、午後になるとよくなるので、放置していた。しかし、2年前の冬風邪を引いて、治った後に、両手指の関節が赤く腫れて痛みが出現。近医を受診したところ、血液検査の結果「リウマチ」と診断され、「リウマトレックス」を処方された。服用開始後、1週間もしないうちに、胃がムカムカし、食欲不振に陥り、体も、鉛を入れられたように重くなり、自分から服薬を中止。知人の紹介で私のクリニックを受診された。

診察すると、体温35・5℃、腹診時、胃の部分に　振水音（胃の中に水分が多い）があり、「水毒」と診断。幼少時から極度の「冷え症」であった由。

「お茶や果物がお好きでしょう?」と尋ねるとびっくりされたような顔で、「大好きです。どうしてわかるのですか」と聞き返された。

「緑茶も果物も、ビタミンやミネラル、ポリフェノールなどの抗酸化物質が多く含まれ、健康食品です。ただし、緑茶は熱帯インドの原産で、緑色をしていますので体を冷やします。また何といってもお茶の99％以上は水分です。果物も水菓子といわれるくらい水分を多く含んでいます。毎日、十分な運動や筋肉労働をしない冷え症の人が、緑茶や果物を摂りすぎると、体が冷え、リウマチをはじめ痛みの病気を起こしやすいのです……」と話し、

「石原式　冷・水・痛」の三角関係図で「痛み」は「冷え」と「水」からくることを説明した。

「リウマチ」の患者さんは、ほぼ例外なく「緑茶」や「果物」が大好きとおっしゃる。「緑茶」や「果物」が悪いのではなく、本人の「運動不足」「冷え」が病気の背景にあるのが悪いのである。

よってKさんには次のような指導をした。
（1）緑茶の代わりに、生姜紅茶を1日3杯以上愛飲《あいいん》すること。
（2）食物は、サラダ、牛乳、ビール、南方産果物、酢のもの…等々の陰性食品（P69）は控え、塩、味噌、醤油、明太子、チリメンジャコ、塩じゃけ、漬け物、佃煮……等々の陽性食品（P69）を積極的に摂ること。
（3）ウォーキングをはじめ、カベ腕立て伏せ、かかとあげ・ももあげ運動、スクワット……などの筋肉運動を実施すること。
（4）入浴、サウナ……などで体を温めること。
（5）1日に2〜3回、手浴・足浴（洗面器に43℃くらいの湯を入れ、すりおろし生姜か自然塩を加える。その中に、手首、足首より先を10〜15分つける）をやること。

等々を励行するようにお話しした。また漢方の「桂枝加苓朮附湯《けいしかりょうじゅつぶとう》」（体を温める生姜や附子《ぶし》と利尿を促す茯苓《ぶくりょう》などより成っている）を処方した。

こうしたことを忠実に実行された上に、居住地にある「天然温泉」に、毎週6日も通われた。すると、1カ月目から、手指、足指の痛みと腫れが軽減していき、6カ月後には漢方薬も中止。1年後には「リウマチ」が完治した。

「リウマトレックス」は、リウマチによる激しい関節の痛みに奏効するが、もともとは「メトトレキサート」という「抗ガン剤」で、その副作用により、「間質肺炎」を起こし、これまで数多くのリウマチ患者が亡くなっている、ということもご存じだったKさん。

ひたすらに「体及び、患部温め生活」を励行され、リウマチを克服され、今は喜びをかみしめる日々を送っておられる。

症例⑦

悪化の一途だったアトピー性皮ふ炎が汗をかくことで完治

Jさん（35歳・男性）

170cm、80kg、35歳の会社員、Jさん。

幼少時より、アトピー性皮ふ炎を患い、大学3年の頃まで、ステロイドホルモン剤の塗布薬を使っていたが、改善するどころか悪化するばかり。皮ふは、薄く、赤黒くなり、ステロイド離脱療法を試みたのが、大学4年生の時。ところが、全身から黄色い汗が吹き出し、ベッドのシーツが黄色い汗でベトベト、起床時には体とシーツがくっついて離れないこともしばしば。ひっかくと出血するし、皮ふに感染を起こして発熱が起こることもしばしば、結局1年間、苦しんだあげく、やっと最悪の状態は脱出。

しかし、社会人になって十年余たっても、全身の皮ふが赤黒く、ゴワゴワと象の肌のように硬く、かゆみも襲ってくる。

私のクリニックに来られた時には、赤鬼のよう。「他の人に比べて、大食の傾向があるでしょう。水分もたくさん飲みますね」と、いきなり切り出すと「その通りです」とおっしゃる。

「皮ふ病」の人は、どんな皮ふ病であれ、ほとんどの人が食べすぎ、飲みすぎだ。次のような図を描いて説明した。


「皮ふ病は、ジンマ疹であれ、アトピーであれ、化膿疹であれ、体内（血液内）の『老廃物』と『水分』が皮ふを通して排出してきている状態です。

つまり、血液の汚れを体外に排泄して、血液及び体内を浄化しようとしている反応です。

よって、アトピーの人は、内臓の病気には、めったに罹りません。

西洋医学は、皮ふ病は『皮ふの病気』と考えますので抗ヒスタミン剤やステロイド剤を塗布して、症状を抑えます。しかし、その部分の症状は、抑えられますが、原因は血液中の『老廃物』と『水』ですから、他の部分にまた『発疹』が出てくるのです。

よって、皮ふ病を根本的に治すには、『食物』と『水分』の摂取を少なくし、また、血

皮ふ病と水分の関係

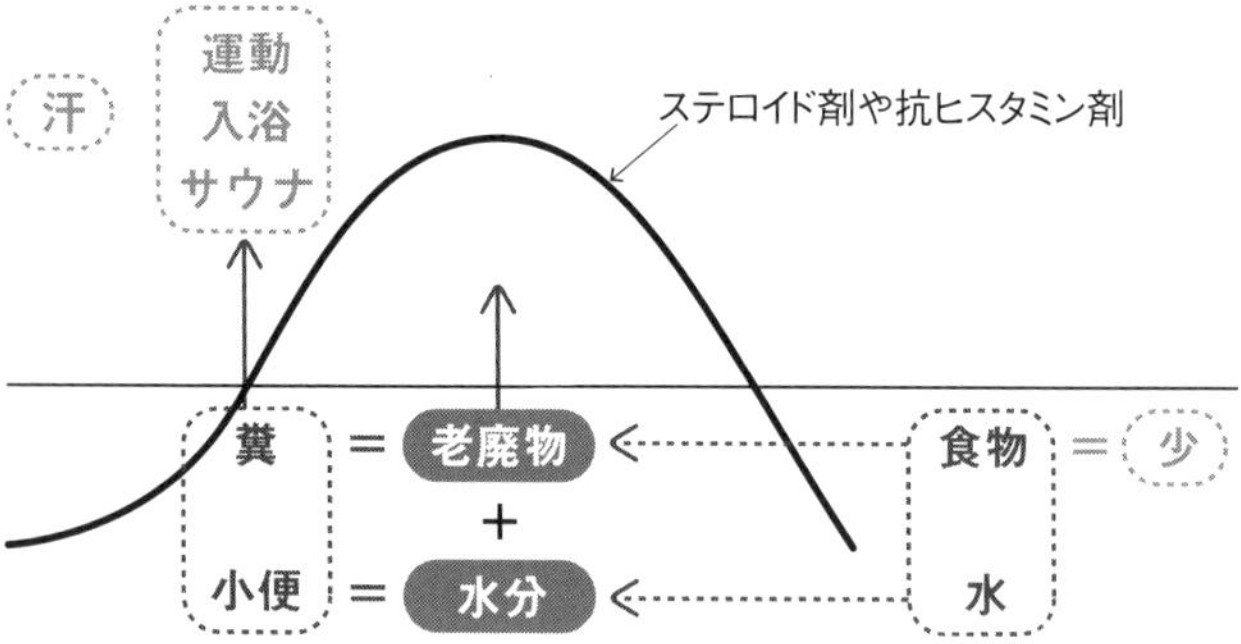

液中の老廃物と余分な水分（ありていに言えば〝糞〟と〝小便〟）を汗で外に出すことが皮ふ病の治療には一番大切です……」

と話し、

（1）食事は朝食＝人参リンゴジュースと生姜紅茶をコップを1～2杯ずつ
昼食＝とろろそば（七味とネギを存分にふりかける）
夕食＝和食中心に何でも可
という少食療法「石原式基本食」にすること

（2）サウナの設備があるジムを捜して最低週3回、筋肉運動の後にサウナに入り、汗を存分にかくこと

を奨めた。

はじめは、サウナで発汗すると、痒みが増した

が、2回、3回とサウナ浴と水浴をくり返しているうちに、痒みが軽減することがわかったJさん。ジムで運動しない日も、サウナ浴だけは、ほぼ毎日続けられた。

すると、6カ月後には、皮ふの赤黒さ、ゴワゴワ、痒みが消失し、ほぼ完治された。

「アトピー」の人に、サウナをすすめると、改善、治癒する人がほとんどだ。

サウナ浴を励行され、「気持ちよい」と感じられるなら、続けられるとよい。万一、「気持ちもよくない」「痒みも増す」なら、やらないこと。

干ガキ	24.0 g
キウイ	84.7 g
グレープフルーツ	89.0 g
すいか	89.6 g
なし	88.0 g
パイナップル（生）	85.5 g
（ジュース）	88.2 g
バナナ（生）	75.4 g
（乾）	14.3 g
ブドウ（生）	83.5 g
（干）	14.5 g
メロン	87.8 g
桃（生）	88.7 g
（缶づめ）	78.5 g
リンゴ（生）	84.1 g
（ジュース）	87.7 g
（ジャム）	46.9 g
レモン（全果）	85.3 g
（果汁）	90.5 g

たくあん……78.2g
竹の子……90.8g
玉ネギ……89.7g
とうがらし（乾）……8.8g
とうもろこし（生）……77.1g
トマト……94.0g
にら……92.6g
人参……89.1g
ニンニク……63.9g
ネギ……89.6g
れんこん……81.5g
パセリ……84.7g
ピーマン……93.4g
ブロッコリー……89.0g
ほうれんそう……92.4g
らっきょう（甘酢漬）……67.8g
わさび漬……61.4g

〈くだもの〉

アンズ（生）……89.8g
（乾）……16.8g
イチゴ（生）……90.0g
（ジャム）……36.0g
梅（生）……90.4g
梅干し……65.1g
みかん（生）……86.9g
（ジュース）……88.5g
甘カキ（生）……83.1g

酢（米）……87.9 g
ソース（中濃）……60.7 g
ケチャップ……66.0 g
チリソース……67.3 g
フレンチドレッシング……47.8 g
マヨネーズ……16.2 g
カラシ（粉）……4.9 g
（練り）……31.7 g
カレー（ルウ）……3.0 g
こしょう（黒）……12.7 g
さんしょう……8.3 g
シナモン……9.4 g
唐ガラシ……1.7 g
練りわさび……39.8 g
パプリカ……10.0 g

〈野菜〉

アスパラガス……92.6 g
いんげん豆……92.2 g
かぶ（生）……93.9 g
（塩づけ）……90.5 g
キャベツ……92.7 g
きゅうり（生）……95.4 g
（塩づけ）……92.1 g
ごぼう……81.7 g
しょうが……91.4 g
セロリ……94.7 g
大根……94.6 g

ビール（淡色）	92.8g
（黒）	91.6g
ブドウ酒（白）	88.6g
（赤）	88.7g
しょうちゅう（25度）	79.6g
ウイスキー（1級）	66.6g
ブランデー（1級）	64.8g
ウォッカ（50度）	57.5g
ジン（47度）	59.8g
ラム	66.1g
梅酒	68.9g

〈茶〉

お茶（玉露）	97.8g
（せん茶）	99.4g
ウーロン茶	99.8g
紅茶	99.7g
コーヒー	98.6g

〈清涼飲料類〉

コーラ	88.5g
麦茶	99.7g
サイダー	89.8g

〈調味料〉

食塩	0.1g
しょうゆ（濃口）	67.1g
（うす口）	69.7g

アイスクリーム	63.9 g
ソフトクリーム	69.6 g
チーズ（エメンタール）	33.5 g
（カテージ）	79.0 g
（カマンベール）	51.8 g
（パルメザン）	15.4 g
（プロセス）	45.0 g
バター	16.2 g

〈キノコ〉

シイタケ（生）	90.3 g
（乾）	9.7 g
ナメコ（生）	92.4 g
マツタケ	88.3 g

〈海藻〉

焼きのり	2.3 g
コンブ（素干し）	10.4 g
（つくだに）	49.6 g
トコロテン	99.1 g
寒天	20.5 g
ひじき（干）	6.5 g
ワカメ（生）	89.0 g
（乾）	12.7 g
（塩蔵）	93.3 g

〈アルコール〉

酒（純米酒）	83.7 g

かき	85.0g
しじみ	86.0g
いか	80.2g
するめ	20.2g
塩辛	67.3g
うに（生）	73.8g
（練り）	53.1g
えび（いせ）	76.6g
かに（毛がに）	79.2g
たこ	81.1g
なまこ	92.2g
かまぼこ	74.4g
焼き竹輪	69.9g

〈肉類〉

牛肉（かた）	64.0g
うま	76.1g
にわとり	62.1g
ぶた（かた）	66.2g
マトン	64.2g

〈卵〉

鶏卵	76.1g

〈乳製品〉

牛乳（生）	87.4g
クリーム	49.5g
ヨーグルト	87.7g

豆腐	86.8 g
油揚げ	39.9 g
がんもどき	63.5 g
凍り豆腐	7.2 g
糸引き納豆	59.5 g
みそ	46.3 g
おから	75.5 g
豆乳	90.8 g

〈魚類〉

あじ（生）	75.1 g
（焼）	65.3 g
（缶づめ）	67.0 g
いわし（生）	71.7 g
（丸干し）	40.1 g
めざし	59.0 g
煮干し	15.7 g
かつお（生）	72.2 g
塩辛	72.9 g
かれい（生）	77.8 g
（焼）	73.9 g
さけ（生）	72.3 g
塩ざけ	63.6 g
たら（生）	81.6 g
（干）	38.2 g
かずのこ	66.1 g
あさり（生）	90.3 g
（つくだに）	38.0 g

シュークリーム……56.3g
ショートケーキ……35.0g
ゼリー……79.0g
ドーナツ……27.5g
ババロア……60.9g
ビスケット……2.6g
キャラメル……5.4g
ドロップ……2.0g
チョコレート……0.5〜2.0g

〈種子〉

アーモンド（乾）……4.7g
カシューナッツ……3.2g
甘ぐり……44.4g
マロングラッセ……21.0g
炒りごま……1.6g
ピスタチオ……2.2g
落花生（炒り）……2.1g
ピーナッツバター……0.6g

〈豆類〉

あずき（ゆで）……64.8g
あん……62.0g
えんどう（ゆで）……63.8g
グリンピース（ゆで）……72.2g
大豆（ゆで）……65.4g
もやし（ゆで）……93.0g
きなこ……4.0g

さといも（水煮）……84.0g
じゃがいも（蒸し）……78.1g
ポテトチップス……2.0g
フライドポテト……52.9g
やまいも……68.8g
長芋……82.6g

〈砂糖〉

黒砂糖……5.0g
白砂糖……0.8g
氷砂糖……0.0g
ハチミツ……20.0g

〈菓子類〉

甘納豆……26.2g
今川焼……45.5g
かしわもち……48.5g
カステラ……25.6g
大福……41.5g
まんじゅう（蒸し）……35.0g
もなか……29.0g
ようかん……26.0g
あめ玉……2.5g
芋かりんとう……5.5g
おこし……5.0g
あられ……4.4g
せんべい……4.2g
アップルパイ……45.0g

食品そのものに含まれている水分の量（100ｇ量）
七訂　食品成分表より抜粋

〈パン〉

食パン……38.0ｇ
フランスパン……30.0ｇ
クロワッサン……20.0ｇ
乾パン……5.5ｇ
アンパン……35.5ｇ

〈めん類〉

うどん（ゆで）……75.0ｇ
そうめん（ゆで）……70.0ｇ
中華めん（ゆで）……65.0ｇ
スパゲティ……60.5ｇ
そば（ゆで）……68.0ｇ

〈めし〉

玄米……60.0ｇ
白米……60.0ｇ
全がゆ……83.0ｇ
おもゆ……95.0ｇ
赤飯……53.0ｇ
もち……44.5ｇ

〈芋類〉

とうもろこし（ゆで）……75.4ｇ
さつまいも（蒸し）……65.6ｇ
さつまいも（焼き）……58.1ｇ

著者略歴

石原結實（いしはら・ゆうみ）

1948年、長崎市生まれ。長崎大学医学部を卒業して、血液内科を専攻。のちに同大学院博士課程で「白血球の働きと食物・運動の関係」について研究し、医学博士の学位を取得。 スイスの自然療法病院、B・ベンナークリニックやモスクワの断食療法病院でガンをはじめとする種々の病気の自然療法を勉強。コーカサス地方の長寿村にも長寿食の研究に5回赴く（ジョージア共和国科学アカデミー長寿医学会名誉会員）。テレビ、ラジオなどの出演や全国講演でも活躍中。著書は、『「感謝」と「利他」の心が人生を幸せにする』『死んだらどうなる』『図解一日一食のススメ』（以上、ビジネス社）、『ちょい空腹がもたらす すごい力』（ワニブックス）、『「食べない」健康法』（PHP研究所）、『「体を温める」と病気は必ず治る』（三笠書房）、『50歳からの病気にならない食べ方・生き方』（海竜社）など300冊以上にのぼる。 米国、ロシア、フランス、中国、台湾、韓国、タイなどで合計100冊以上が翻訳出版されている。先祖は代々、種子島藩の御殿医。

本文イラスト／森海里

水分の摂りすぎが病気をつくる

2020年12月１日　第１刷発行

著　者　石原 結實
発行者　唐津 隆
発行所　株式会社ビジネス社
〒162-0805　東京都新宿区矢来町114番地 神楽坂高橋ビル5階
電話　03(5227)1602　FAX　03(5227)1603
http://www.business-sha.co.jp

印刷・製本　大日本印刷株式会社
〈カバーデザイン／本文組版〉エムアンドケイ　茂呂田剛　佐藤ちひろ
〈編集担当〉本田朋子
〈営業担当〉山口健志

ISBN978-4-8284-2234-3